ちくま新書

認知症パンデミック

飯塚友道
Iizuka Tomomichi

1670

認知症パンデミック【目次】

第2章 コロナ禍で切断された緊密な「つながり」 053

第3章 「ステイホーム」が認知症を増やす 087

はじめに

この本を手に取っていただきありがとうございます。『認知症パンデミック』というタイトルに驚かれた方や「そんな大げさな！」と感じられた方もいらっしゃるかもしれません。しかし、これは決して大げさな話ではないのです。新型コロナウイルスによるパンデミック、すなわち「コロナ禍」以前には毎日のように認知症がメディアでも取り上げられていました。なぜなら、2025年には認知症患者が700万人を超えるとの危機的な見通しがありましたので、そうなっては困ると国を挙げての認知症対策が実施されていたからです。少子高齢化の時代に700万人もの認知症患者を誰がケアするのか、本当にできるのか、できなかったらどうなるのかといった懸念が多々ありました。

しかしコロナ禍到来により、認知症がメディアで取り上げられることはかなり少なくなりました。無理もありません、それほど新型コロナウイルスは手ごわく、誰しもを命の危険にさらすウイルスだからです。そのコロナ禍が、高齢者や認知症患者の脳に与え続けてきた影響ははかりしれません。今のところまだコロナ禍の最中なので、認知症の問題はなかなか表に出てきませんが、潜在的にはさらに深刻な状況に向かって進行しており、それが表面化する寸前の状況なのです。なぜならコロナ禍自体が、認知症を発症させたり症状を悪化させたりする要因ばかりを提供してきたからです。

認知症の発症や進行の予防には、ウォーキングなどの有酸素運動や社会的刺激をもたらす多くの人との活発な交流が不可欠です。高齢になるにしたがい、健康状態や様々な理由での転居などにより、それまでの交友関係を維持することが難しくなって、家にこもりがちになります。それが近年、想定以上に認知症が増えてきた大きな要因であったのです。ですから、私たちの地域での認知症対策の柱は、様々な交流イベントの企画や、啓発活動による社会的刺激を増加させることにありました。言い換えれば高齢者を孤立させないための「多様なつながり」の構築です。

しかし、コロナ禍は感染予防のための「ソーシャル・ディスタンス」の確保を必要とし、人と人の間に距離をもたらし、「ステイホーム」のアナウンスによって閉じこもりが増加しました。認知症予防策としての肝心かなめの「多様なつながり」の妨げになったのです。

認知症予防のために、これまで築いてきた「多様なつながり」には、高齢者－家族、高齢者・家族－地域コミュニティ、高齢者・家族－医療機関、高齢者・家族－地域包括支援センターなど地域ケアシステム、医療機関－地域ケアシステムなどで構成されたネットワークがありますが、こういった高齢者を取り巻く様々なつながりがダメージを受けて全体として機能不全に陥っていきました。

高齢者－家族のつながりが切られる例としては、お孫さんたちが、万が一にもおじいさんやおばあさんに感染させてはいけないので会いに行けなくなるといった事態が典型的でしょう。そして、高齢者－地域ケアのつながりに関しては、高齢者の皆さんが通っていたデイサービスも多くが感染予防のために一時閉鎖になるなどしました。そうなると当然ですが、高齢者は社会的に孤立することが多くなります。

その結果、孤立した高齢者の認知機能が低下し、認知症の予備軍となっていくのです。そして、すでに認知症を発症している患者の場合は、さらに進行して被害妄想や徘徊などの「行動心理症状」、いわゆるＢＰＳＤ（Behavioral and psychological symptoms of dementia の略）も頻繁に出現するようになりました。ＢＰＳＤは健忘などの症状以上に、家族などの介護者の負担を増やすものです。疲弊する介護者も、患者の症状の悪化に伴って増加しました。国内外の報告をみると、これは日本だけではなくほぼ全世界的に起こっている現象であることがわかります。

感染症が最初に発生したコミュニティよりも広い地域に拡大すると「エピデミック」と

呼ばれ、それがさらに複数の国に拡散し、同時流行した状態が「パンデミック」です。認知症はすでに世界で同時流行し、各地で対応できる限度を超える恐れがありますから、「認知症パンデミック」と表現しました。

感染症のパンデミックは世界の歴史上何度もあり、日本でも江戸時代のパンデミックに対する幕府の手際のよい采配の記録を参考にすることもできます[1]。しかし、認知症のパンデミックの歴史はありません。なぜなら過去には、認知症患者が増えて社会問題になるほど長生きができた時代は存在しなかったからです。しかし、現代の人間は歴史上経験したことのないほど長寿になり、高齢化率もかつてないほど高くなっています。このような状況で起こったコロナ禍は世界中で、認知症を悪化させるような要因ばかりを長期にわたり拡散させました。これは誰も意図しなかった認知症を悪化させる壮大な社会実験であったとも言えるのですが、その代償は非常に大きく、想像を絶するほどです。

さらには、新型コロナウイルス感染の脳への直接的影響に関する報告も最近増えてきました。脳の炎症や血管障害といった形で脳に障害を与えており、これも認知症の増加につながっています。つまりコロナ禍は直接的にも間接的にも認知症予備軍を増加させ、また、すでに発症している患者の症状を悪化させてきたのです。

ここまで、コロナ禍が認知症に与える負の側面ばかり述べてきましたが、一方でこれによる副次的産物もありました。つまり、コロナ禍が認知症を促進するような影響を与えたことから、認知症になる人間の脳の特性が浮き彫りになったのです。そもそも、人間はなぜ認知症になるのか、その前提として、人間の脳はどのようにして高度の知能を手に入れ、動物の中でも特別な存在になったのか。そして、その知能の脆さは何に起因するのか。そういった根本的な問いについて、この機会に改めて考えていきたいと思います。

認知症の問題はかねてから大きなものでしたが、これからはさらに深刻な課題として取り組んでいかなければなりません。認知症のパンデミックの厄介な点は、感染症のような比較的に速やかな収束の仕方は期待できないことです。むしろ、数十年単位といった長期間の取り組みになるでしょう。

ポストコロナは当分の間、認知症の問題と向き合うことになると思われますので、コロナ禍の今からできるだけの対策は実行しておかなければなりません。本書ではこれまで約20年間、東京都北多摩北部地域での認知症対策に取り組んできた立場からコロナ禍の影響を見つめ、その実態を検証していきます。そういった分析が、今後の有効な対策につながっていくのではないかという希望を持っているからです。そして、現在の最先端技術の一つである人工知能（AI）の有用性と可能性についても期待できますので、それについても紹介したいと思います。では始めていきましょう。

(1) 鈴木浩三『パンデミックvs.江戸幕府』日本経済新聞出版、2020年。

第1章　ポストコロナは認知症パンデミック

1　2025年に認知症患者700万人――衝撃的予測と「新オレンジプラン」

†日本の高齢化率は世界一

認知症は高齢になるほど増加します。65歳未満で認知症を発症する方もいますが比較的に少数で、60代以降は5歳年を取るごとに認知症の発症率が倍増することになります。我が国の高齢化率（65歳以上が人口に占める割合）は2000年にイギリス・ドイツ・イタリアを抜いて世界1位になりました（図1-1）。その後は2位以下を引き離し、現在まで1位を独走しています。平均寿命も男性が82歳で女性は87歳です（図1-2）。なお、平均寿命は明治時代から終戦前までは50歳以下で、昭和の間は70歳代でした。ですから、世界一高齢化した日本で認知症が社会問題になるほど増加してきたのは当然のことと言えるでしょう。

認知症患者の増加への危機感から、これまで認知症の患者数の将来予測が行われてきました。まず、2001年の予測では2011年に240万人ぐらいまで増加するとの見込みでしたが、実際は2012年時点で462万人に到達し、軌道修正を迫られたわけです。

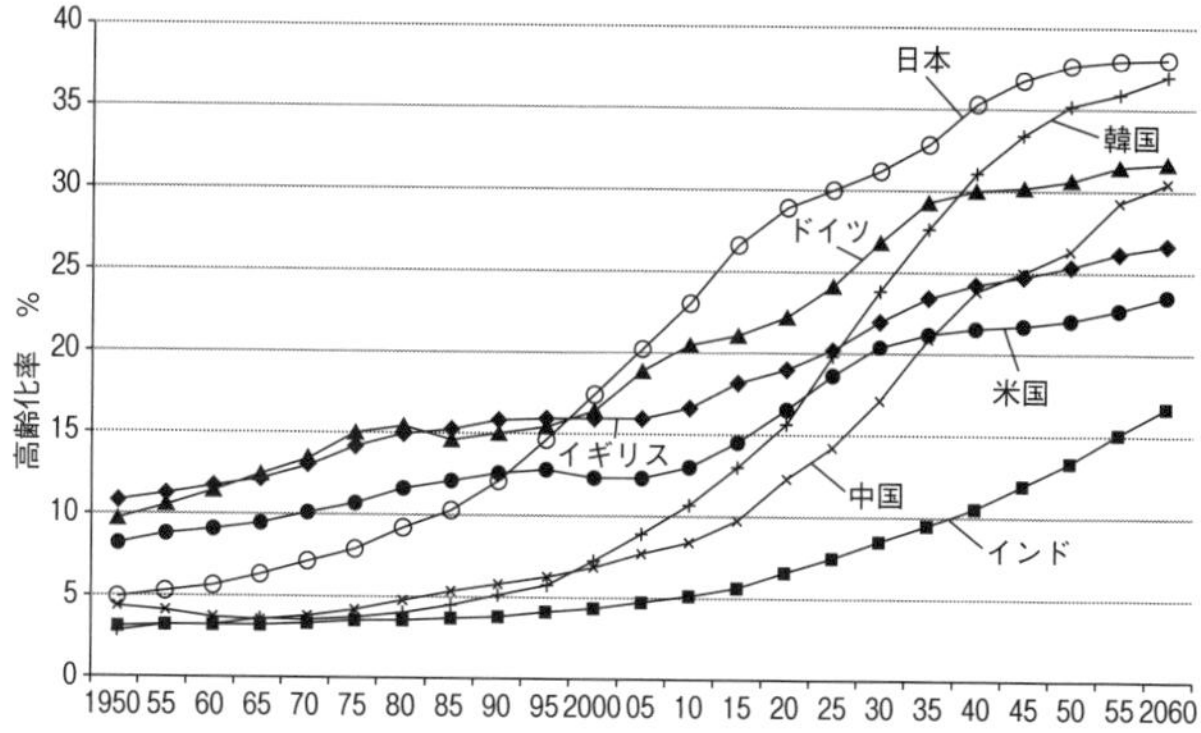

図1－1　世界の高齢化率

その対策の一環として、厚労省は２０１２年に「オレンジプラン」なるものを策定して「認知症ケアパスの作成」を掲げ、市町村ごとの対応を求めたのです。その後、厚労省は２０２５年には認知症患者が約７００万人となり、65歳以上の高齢者の５人に１人に達するとの危機的な予測を発表し、この予測を元にした「新オレンジプラン」を２０１５年に発表しました。

「新オレンジプラン」では認知症に対する意識をより深め、認知症患者を含む高齢者にやさしい地域づくりを推進していくことが目的となっています。今後さらに高齢者が増え、認知症に悩む患者や家族の数も増えていくと予想されています。「新オレンジプラン」はその状況に合わせて適切な対策ができるようにするためのものであり、早期診断や早期対応を実現することも盛り込まれています。認知症患者を含む高齢者にやさしい地域づくりを進めるためには、生活の支援はもちろんですがハード面の整備も重要な課題です。

†認知症発症率55%の衝撃と中国・韓国・米国の状況

もう一つ、さらに衝撃的な予測がありますので紹介します。九州大学大学院医学研究院が行っている久山町研究（福岡県糟屋郡久山町の住民を対象とした脳卒中・心血管疾患などの疫学調査）の2014年の報告によると、健常高齢者が生涯に認知症になる確率を試算したところ55%という結果が出ました。これは数理モデルにより、17年間の調査から将来の認知症発症を予測したものです。久山町は人口8000人ほどの小さな町ですが、人口の年齢構成比がわが国全体の比率に近いためモデル地域となっています。これによれば実に、2人に1人以上ということになり、本当にそうなれば介護施設や介護職員は絶対的に不足し、その対応に必要な予算は莫大なものとなり、国の存亡の危機にもかかわってくるでしょう。

さて、認知症患者の国ごとの状況を見ていきますと、中国では2010年に818万人、2020年に1350万人、2030年に2030万人との予測がありました。ちなみに中国の人口は約14億人です。韓国の認知症患者は71万人で人口は日本の約半分です。米国は580万人の認知症患者がいますが人口は3・3億人です。

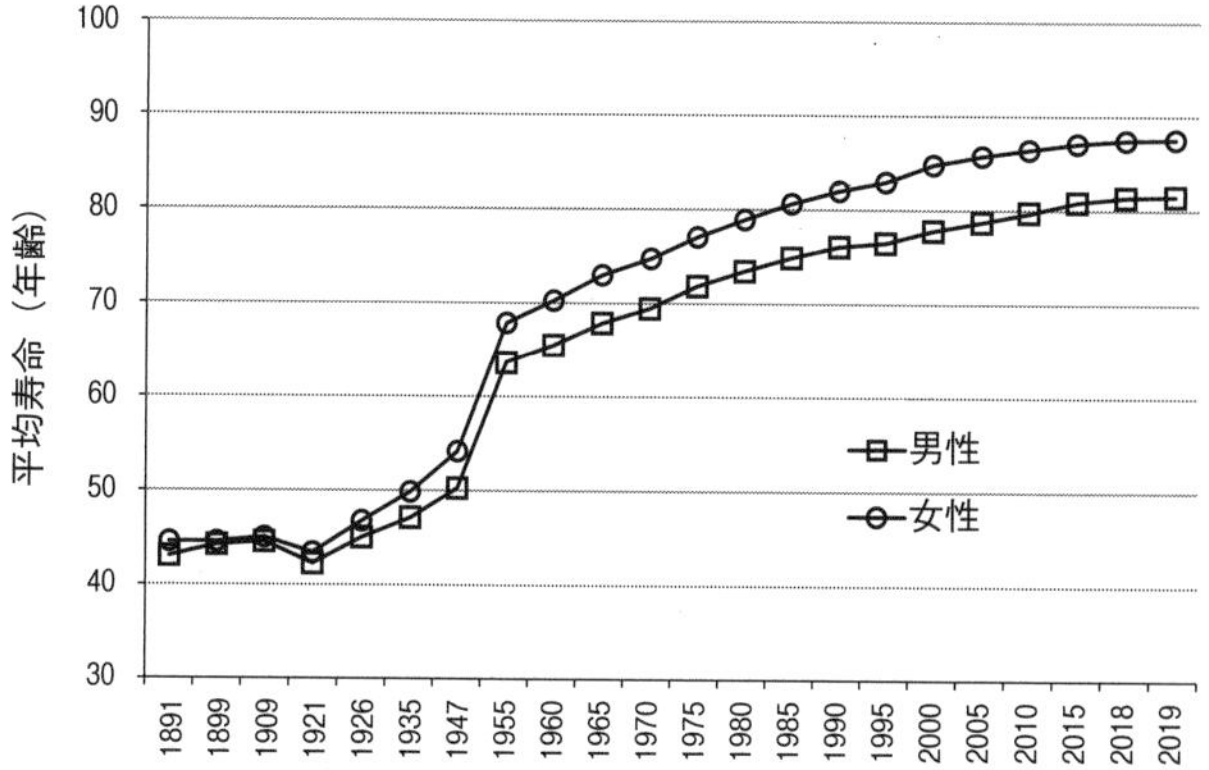

図１－２　日本の平均寿命の推移

中国は将来的にかなり深刻な状況となることが予想されますが、現状では日本が最も逼迫していると言えるでしょう。ある学会でお会いした韓国人の専門医に「韓国の認知症対策としてはどのような計画がありますか？」と聞いたところ、「日本の状況を見てから考えます」とのことでした。

韓国の人口は日本の約半分ですが認知症患者は日本の人口の約10分の１ですし、２０２０年時点での日本の高齢化率に達するのは約15年後ですので、まだ余裕があるということになります。果たして日本の対策は成功し、他国の模範となることができるのでしょうか。それとも反面教師となってしまうのでしょうか。

厚労省の見積もりには認知症患者数の問題だけでなく、介護者不足という問題も提起されていました。２０１５年の発表では、２０２５年に介護者が37・7万人不足すると想定されています。2025年に向けた介護人材にかかる需給推計によると（確定値）、介護人材の需要見込み（2025年度）は253・0万人、現状推移シナリオによる介護人材の供給見込み（2025年度）は215・2万人で、37・8万人不足するという計算になります。つまり、それだけ介護難民が生まれてしまうということです。高齢化社会で認知症患者が増えることはもちろんのこと、少子化で高齢者を支える年代の人口が少ないことも問題をさらに深刻にしているのです。

2　認知症は生活の自立を障害

†認知症特有の記憶障害

ここで認知症の症状について簡単にまとめておきます。

認知症＝もの忘れ、という印象がある方も多いかと思われますが、それは多くの場合、最初に出てくる症状がもの忘れ、つまり健忘症状だからです。つい先ほど話したことを忘れてしまう、同じことを何度も繰り返して聞くといった症状です。この「もの忘れ」についてときどき、「昔のことはよく覚えているから記憶力がいい」とおっしゃる家族の方がいらっしゃいますが、新しいことから消えていく記憶障害が認知症の特徴なのです。

たとえば小学校の担任の先生の名前は言えても、今日の朝ごはんのおかずが何だったのか、あるいは食べたかどうかもすっかり忘れてしまうというのが認知症の記憶障害です。そのため、診察時には古い記憶をテストするようなことはせず、「昨日の晩ごはんは何を召し上がりましたか?」「今朝は何時頃に起きましたか?」など、だいたい2日以内のエピソードを覚えているかどうかを確かめます。

このような、新しい記憶から消えていく傾向を家族に当てはめてみると、忘れやすい順番は孫→嫁あるいは婿→子ども→兄弟→両親≒祖父・祖母という具合です。これは人の見当識(現在の年月や時刻、自分がどこにいるかなど基本的な状況把握)の問題でもあるのですが、記憶障害の特徴が密接に絡んできます。

新しい記憶から消えていくため昔話が非常に増えますし、特にひとりでいると夕方ぐらいから過去にタイムスリップし、子どもの頃に戻って生活しているかのような言動がみられる患者もいます。たとえば亡くなった祖父が生き返ってきたような感覚になり、「おじいちゃんが待っているから帰る」と言ってうろうろと外に出ていく徘徊はその典型です。昼間はしっかりしていても夕方からは別人のように混乱し、周囲の状況の把握が難しくなる傾向があるのです。

中核症状		記憶障害 見当識障害 実行機能障害 失行・失語・失認
行動心理症状（BPSD）	**行動症状**	易怒性・興奮 暴言・暴力 不穏 徘徊 食行動異常 収集癖 介護抵抗
	心理症状	妄想 幻覚 抑うつ 不安・焦燥 不眠・昼夜逆転 無為・無気力・無関心

図 1-3　認知症の中核症状と行動心理症状（BPSD）

†認知機能の低下による深刻な生活障害・BPSD

そういった記憶障害のほかに、物事の段取りや判断ができなくなっていく実行機能障害があります。これが始まると金銭管理や服薬管理などが難しくなり、掃除や洗濯もできなくなり、いわゆる「ゴミ屋敷」状態になります。

また、今日の日付がわからなくなる見当識障害も比較的に早く出現します。見当識とは時間・場所・人についての正確な認識、つまり自分を取り巻く世界についての認識で、今日の年月日・曜日や季節、今いる場所、家族や目の前にいる人のことをきちんとわかっているかどうかで判断されます。この見当識が障害される順序は時間→場所→人ですので通常、早期診断では時間の見当識を重視します。

こういった記憶障害や実行機能障害などが「中核症状」と呼ばれるもので、これにより

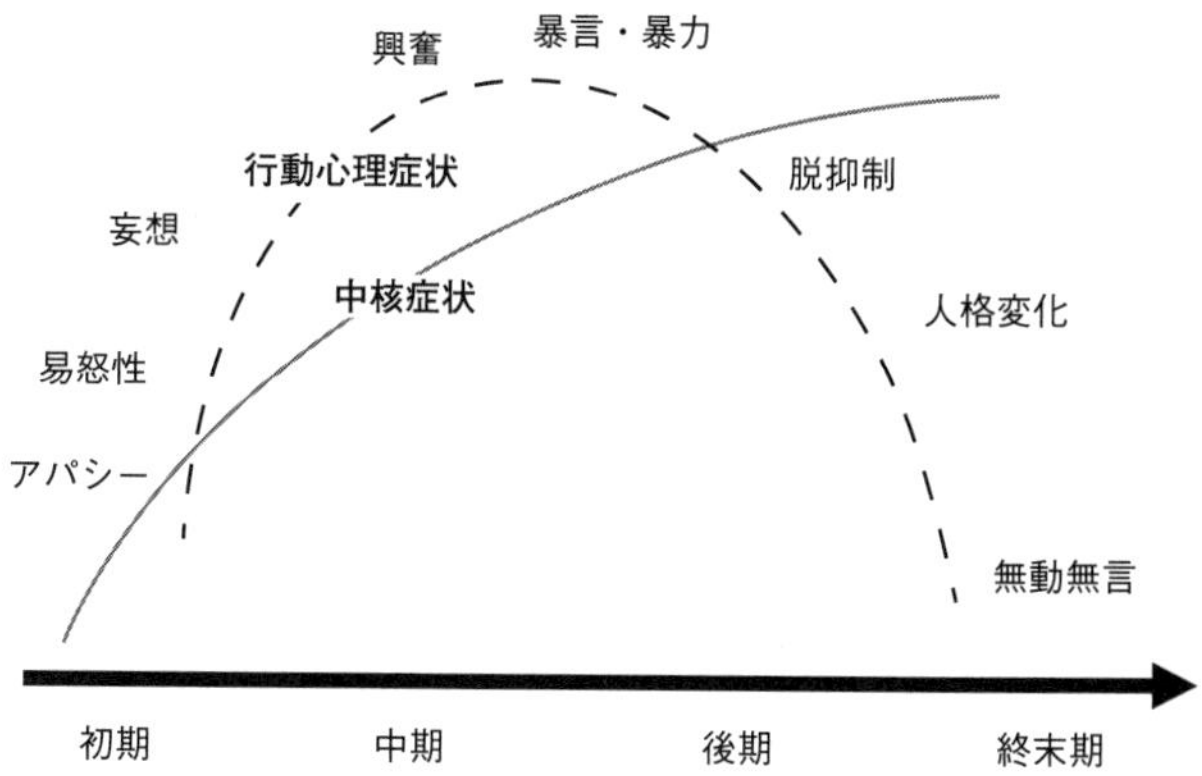

図1−4　症状の経時変化

認知機能が低下し（図1−3、図1−4）、日常生活に必要な動作を妨げるため「生活障害」を引き起こすのです。生活障害の主な原因は認知機能の中でも特に、生活の段取りや判断を司る実行機能に障害が生じることですので、軽い健忘症状が出現した時点で早期診断を行い、できるだけ実行機能障害が進むのを遅らせなければなりません。そうでなければ、着替えやトイレなどの動作の判断もできなくなり、トイレに行ってもどうしてよいかわからないうちに失禁してしまうため、排尿排便についての介護が必要になります。

さらには、この中核症状が進んでくると行動心理症状（BPSD）も出現してきます（図1−3、1−4）。これは家族など周囲を非常に困らせるものので、たとえば睡眠障害・幻覚・妄想といった心理症状と徘徊・暴力・不潔行為などの行動症状があります。どの症状も対応が困難で、介護する方々の負担を増やします。

BPSDが出現する背景には不安があると言われています。前述したように、昼間は落ち着いていても夕方から不安になる方が多く、次第に落ち着かなくなって混乱していくのです。BPSDの出現の経過は図1-4のようになります。逆U字型を示し、中核症状が進むほど増えますがピークがあり、高度認知症になると逆に減少し、むしろ言葉も行動も少なくなります。興奮性のBPSDが出るのは平均して2年ぐらいです。

介護の上ではその時期をどう乗り切るかが重要ですが、早めに受診すれば予防的な対応をしますので、多くの場合はピークを低くすることができます。たとえ認知症になってしまっても、BPSDを早期に予防することは介護者の負担を減らすうえで非常に重要なことなのです。

3　地域医療介護連携による認知症予防対策は機能していた

†「オレンジプラン」とは

さて話を本筋に戻し、我が国の認知症対策である、「オレンジプラン」と「新オレンジプラン」の具体的な中身を見ていきましょう。先ほども述べたように、地域医療介護連携の本格的スタートは2012年に発表された厚労省の「オレンジプラン」からです。この「オレンジプラン」のオレンジは日本の認知症支援を象徴する色で、認知症サポーターが手首に巻く「オレンジリング」もオレンジ色をしています。色の由来は江戸時代に生まれ、世界に広まった柿色の「赤絵陶器」で、日本の認知症の取り組みも世界に広まってほしいという願いから採用されました。この「オレンジプラン」は以下の7つの柱から成り立っています。

・標準的な認知症ケアパスの作成・普及
・早期診断・早期対応
・地域での生活を支える医療サービスの構築
・地域での生活を支える介護サービスの構築
・地域での日常生活・家族の支援の強化
・若年性認知症施策の強化
・医療・介護サービスを担う人材の育成

筆頭に「認知症ケアパスの作成」を掲げ、市町村ごとの対応を求めたのが「オレンジプラン」の特徴です。認知症ケアパスとは、認知症の方とその家族が地域で本来の生活を営むために、地域での医療や介護の活用の仕組みをわかりやすく示したもので、認知症のどの段階でどこに相談し、どのようなサービスが受けられるかのリストが表示されています。たとえば東京都清瀬市のケアパス（図1-5）では認知症の進行の4つの段階、つまり認知症の疑い・軽度認知症・中等度認知症・重度認知症に対応し、相談窓口・住まいと生活の場・交流の場と家族支援・見守りと安否確認・生活支援・医療・介護・予防とリハビリ・権利擁護の利用の仕方をわかりやすく紹介しています。これを読むだけで認知症についての理解が深まりますし、早めの準備が可能になります。

それまでの認知症に対する施策は認知症の症状だけに目を向けているものが多かったのですが、この「オレンジプラン」では正しいケアにより症状を緩和して進行をなるべく遅らせ、患者や家族の生活支援を実施していくことの必要性を示しています。

†「新オレンジプラン」とは

このようなケアパスを実行するための柱を実現するため、全国の二次医療圏（健康増進・疾病予防から入院治療まで一般的な保健医療を提供する区域で、一般に複数の市区町村で構成されている）ごとに認知症医療介護地域連携会議が作られました。そこでは各市区町村の認知症対策担当医師・看護師・精神保健福祉士などが年に数回集まり、各地域での認知症対策の状況や課題などが報告され、話し合いが行われてきました。

先ほども述べたように2025年に700万人の認知症患者という深刻な予測が発表され、さらなる対策の強化が求められました。それを受けて2015年に改定し、発表されたのが「新オレンジプラン」で、これは次のような7つの柱を掲げています。

・認知症への理解を深めるための普及・啓発の促進
・認知症の容態に応じた適宜・適切な医療・介護等の提供
・若年性認知症施策の強化
・認知症の方の介護者への支援
・認知症の予防法、診断法、治療法、リハビリテーションモデル、介護モデル等の研究開発及びその成果の普及の推進
・認知症の方やその家族の視点の重視
・認知症の方を含む高齢者にやさしい地域づくりの推進

認知症の進行度に応じて利用できるサービスやサポートの目安を示しています。

概ねのサービス内容や連絡先などを17ページ以降に載せていますが、具体的な利用方法などについては、地域包括支援センターや市役所にお尋ねください。

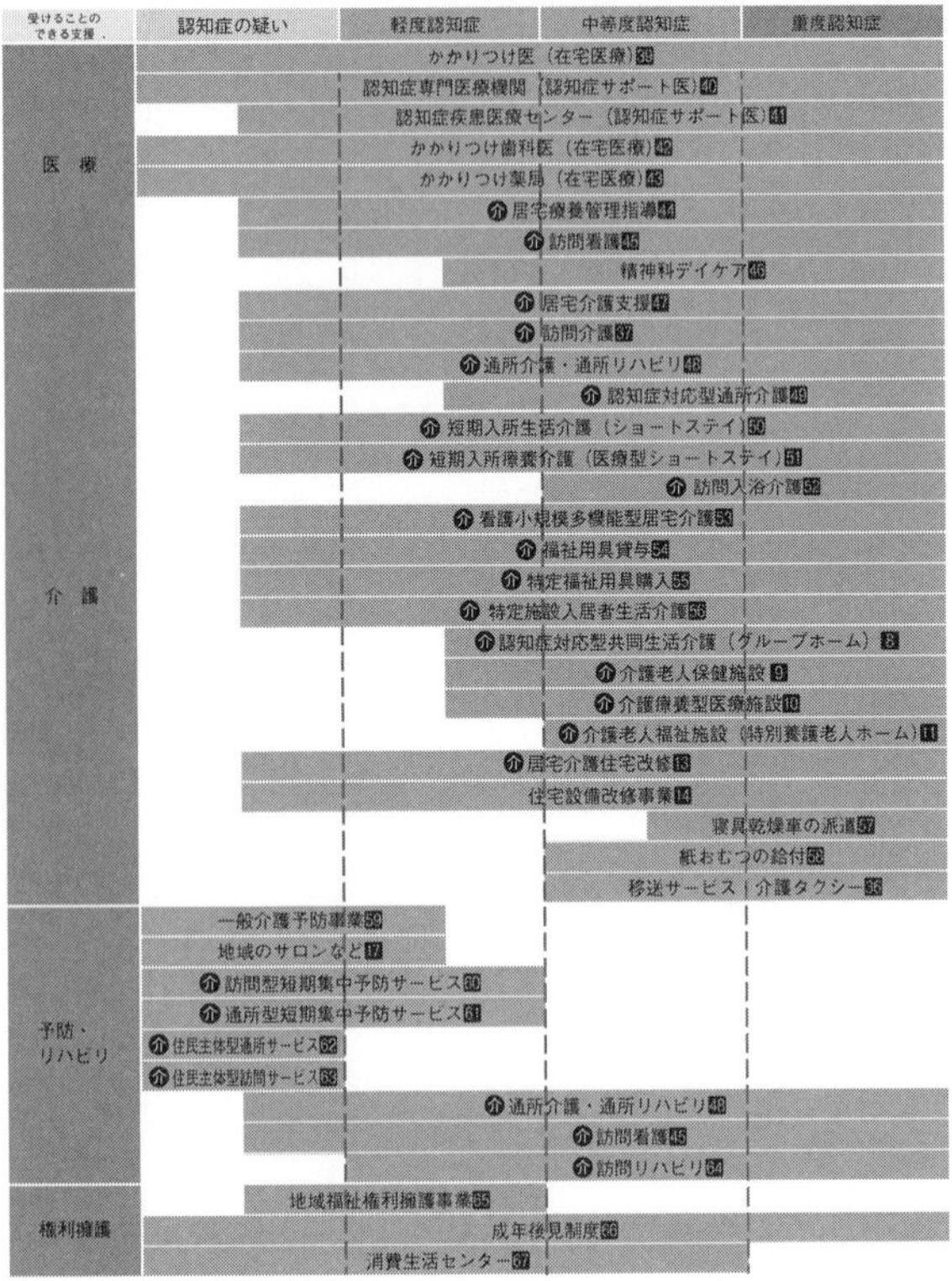

認知症ケアパス

12 地域のサービスとサポート一覧

介は介護保険制度のサービスで、要支援認定の方や総合事業の事業対象者向けのものもあります。

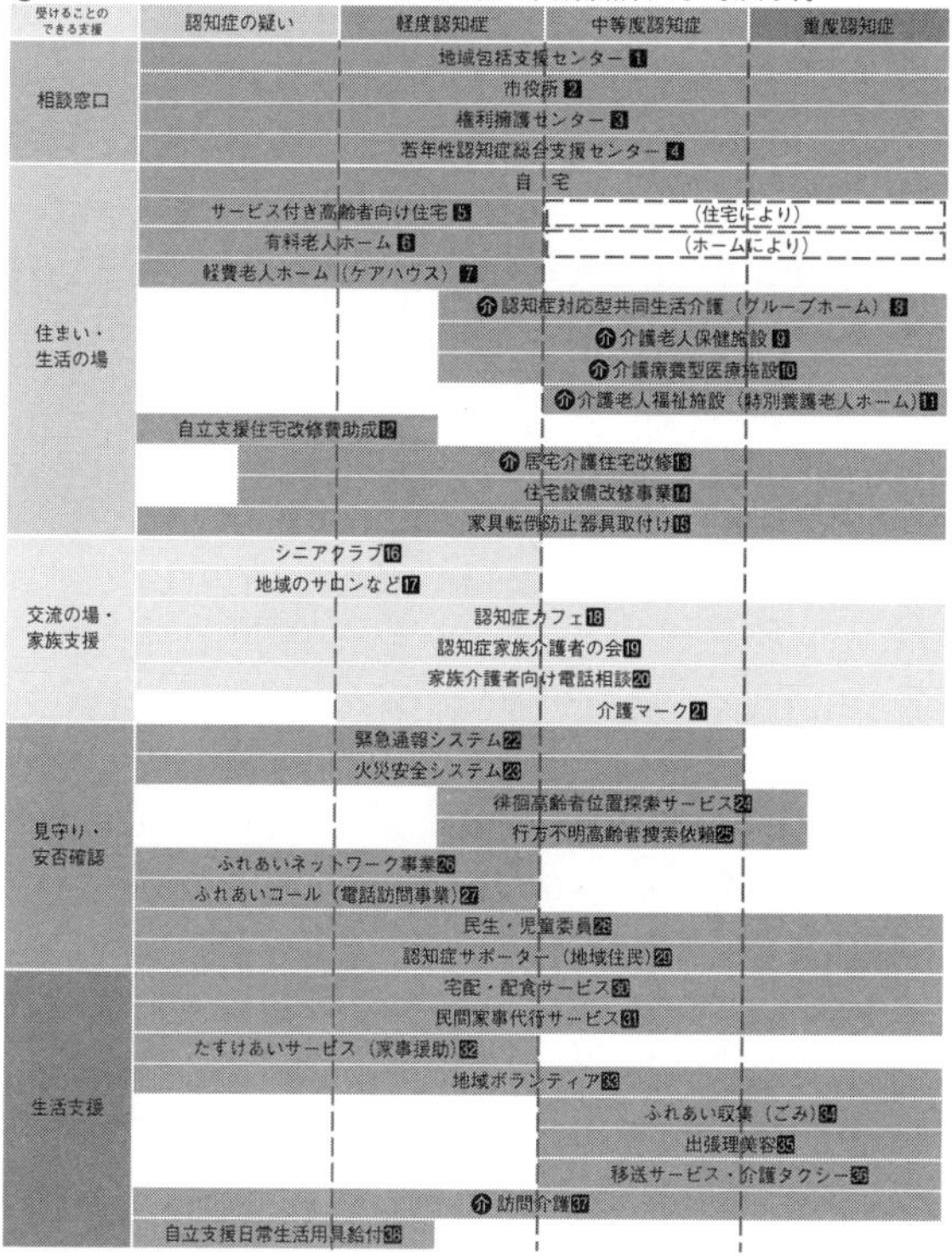

図1－5　東京都清瀬市の認知症ケアパスの一部

最初の「オレンジプラン」でケアパスはすでに作成されているため柱からは外れ、医療と介護サービスの提供を一つにまとめています。また、家族の支援については患者さんや家族の「視点」の重視も取り入れ、支援の内容がより具体的になったと言えます。認知症ケアの手法が以前よりも洗練されており、イギリス発祥の「パーソン・センタードケア」やフランス発祥の「ユマニチュード」といった認知症患者の視点を中心として構築されたケア理論の影響が見受けられます。

まず「認知症の理解を深めるための普及・啓発の促進」のため、認知症への理解を深めるためのキャンペーン、認知症サポーターの支援と活動のサポートなどを行うことが盛り込まれています。また、学校教育でも認知症に関する理解を深められるような取り組みをするとしています。そして「認知症の容態に応じた適宜・適切な医療・介護等の提供」には「本人を主体とした医療や介護を徹底すること」「発症の予防を促進すること」「医療と介護がより有機的な連携を取れるようにすること」「多岐にわたる症状に対する適切な対応をできるようにすること」などが含まれています。

また、「若年性認知症施策の強化」も重要な項目です。若年性認知症とは65歳未満で発症する認知症で、高齢者の認知症に比べれば割合は少ないですが、患者さんはまだ現役で仕事をされ、お子さんも学生であることが多く、その深刻さは高齢者以上です。そのため自立支援をサポートできるような体制やネットワークを実現するための取り組みも「新オレンジプラン」には盛り込まれています。

†認知症患者とその家族の視点の重視

「認知症の方の介護者への支援」は、認知症介護が心身ともに非常に大きな負担であることからどうしても必要になります。介護者が疲弊して介護から離脱した場合、患者が孤立し、一刻も早く施設入所などの措置を取らねばならなくなります。介護する側の負担が大きくなればトラブルの原因となりますので、早めの相談が必要です。

また、介護者については「認知症カフェ」の設置なども推奨しています。カフェの打ち解けた雰囲気の中で苦労を吐露し、同じような体験をしている人たちと困難さを共有することにより、大変なのは自分だけではないという慰めが得られるのです。

「認知症の方やその家族の視点の重視」については、認知症の方ならではの視点でキャンペーンを開催したり、生きがいを支援したりすることが大事で、これは認知症の方やその家族に寄り添うことにつながっています。また「若年性認知症施策の強化」も含まれています。

「認知症の予防法、診断法、治療法、リハビリテーションモデル、介護モデル等の研究開発及びその成果の普及の推進」については、特にアルツハイマー病の早期の治療薬である抗体療法が審査を通るかどうかが大きな注目点ですが、高齢者に高額でしかも効果が確実とは言えない薬剤を投与することに、反対意見も少なくありません。

しかし現場でいろいろな患者を診ていると、特に50代〜70歳前後の若い方にはぜひとも使いたいと思います。この年代のアルツハイマー病は後期高齢者に比べてごく少数で生活習慣病的な要素も少ないため、やはり薬物による治療が必要なのです。年齢的にもまだ働いて家計を支えている方も多く、お子さんが学生で学費や生活費を出す必要がある場合も少なくありません。これはとても深刻な問題であり、たとえ効果がみられる患者が1割程度だとしても、使用できるようにしていただきたいと願っています。

†地域ぐるみでの支援の強化

最後の「認知症の方を含む高齢者にやさしい地域づくり」が「新オレンジプラン」のメインテーマで普遍的かつ恒久的な目標となりますが、これを進めるためには生活の支援はもちろんのこと、ハード面の整備も重要です。また、可能な限りの能力を生かした就労や社会参加の支援なども含まれています。

しかし現実はなかなか厳しく、たとえば当センターのある東京都清瀬市近隣では、5階建てでエレベーターのない老朽化した団地が多くあります。ですから、そういった団地から来られた患者さんにはまず何階に住んでいるか、一日に何度ぐらい外出するかをうかがいます。団地住まいであれば近隣との交流は盛んであろうと思っていたのですが、実際には空室が多くあまり近所付き合いはないとのことでした。

見守る人、何かあったときに頼る人がそばにいない状況ですので、団地という集合住宅に住むメリットがなくなってきています。また一戸建てに住んでいても、寝室が1階にあるかどうか、介護ベッドを使用しているかどうか、自宅の前の車の往来が激しいかどうかは重要な情報です。外出の際は負担が少なく、安全であることが望ましいからです。

こういったプランを実現するための地域医療介護連携、啓発活動の中心となる活動拠点が、各市区町村に設置された「認知症疾患医療センター」です。私が所属するのは東京都清瀬市にある複十字病院に設置された認知症疾患医療センターで、清瀬市を担当しています。しかし実際は清瀬市内から通院される患者は6割ほどで、残りの4割は近隣の他の市からの紹介です。

この認知症疾患医療センターの機能には早期診断・早期治療、医療介護連携、患者と家族への支援、地域での啓発活動などがあります。また、図1-5のケアパスに書かれている活動の大半と何らかの関わりがあります。また、ケアパスを利用できない人のための、

「認知症初期集中支援チーム」という活動には特に深い関わりがあります。

このチームは複数の専門職が家族や近隣の住民などの訴えにより、認知症が疑われる人や認知症患者およびその家族を訪問して状況を把握し、医療機関につなげて家族支援などができるように包括的・集中的な初期の支援を行い、自立へ向けた生活のサポートをします。１件につき、おおむね６カ月間の支援を行います。

「初期」というのは若干誤解を招くかもしれませんが、これは認知症の初期という意味ではなく、最初に対応するチームという意味です。実際にはむしろ進行してしまった認知症患者が多く、生活環境などの問題で医療機関や介護につながらない患者を対象としています。つまり早期診断・早期発見のための市民やケアスタッフへの啓発活動を行いつつ、自力で医療や介護にたどり着けずに社会的に孤立し、進行してしまった認知症患者へのアプローチも行っているのです。

認知症対策にはさまざまな様相があり、個々のケースに柔軟に対応していく能力が求められるため、単独の施設で対応できるものではありません。地域の多様な人材や施設の連携で、力を合わせて地道に取り組んでいくしかないのです。

4　地域医療介護連携の構築――東京都北多摩北部地域の場合

†「北多摩認知症を考える会」の活動

これまで認知症関連の地域連携構築に携わってきた立場として、東京都北多摩北部地域の認知症に関する地域連携の成り立ちについて紹介したいと思います。

当地域には「北多摩認知症を考える会」という有志の医師による研究会があり、私も20年来関わってきました。これは北多摩北部の認知症地域連携の基盤となっています。この会を立ち上げたのは2000年で、認知症がまだ「痴呆症」と呼ばれていた時期です。当初は数人の医師で立ち上げた会ですが、職種を問わず認知症に関わるスタッフが積極的に参加してくださり、1年後には50名以上集まる会になりました。その後はケアスタッフに誘われるようにして医師の参加も増え、現在まで続いております。

この会では北多摩北部医療圏に属する5つの市、つまり東久留米・東村山・西東京・小平・清瀬の各市に4～5名の世話人の医師がいらして、当番制で年に2回の研究会を開催してきました。それぞれの市内でも独自の認知症対策活動を実施し、よい意味で競いながら5市全体での連携を深めてきました。

認知症の地域連携で有名な仕組みとして「熊本モデル」というものがあります。これは熊本県と熊本大学の精神医学教室が中心となって立ち上げたもので、県全体を統括する基幹型病院と県内各地の拠点となる9病院を指定し、かかりつけ医や介護事業所との連携を強化し、通院30分以内の「顔が見える医療」を実践するものです。いわばトップダウン型の優れたモデルですが、それと対比すると私たちの地域連携の仕組みはボトムアップ型といえるでしょう。私はボトムアップ型のほうが各地域が自立して独自性を発揮するため、認知症対策の成熟度が高まると感じています。

研究会で講師としてお招きしたある医師にそのことを話したところ、「もっと広めたらいかがですか」と勧められたのですが、ボトムアップ型が機能するには10年単位の時間がかかるので、認知症対策が逼迫して時間的余裕のない現段階ではやはりトップダウン型が向いていると判断しました。まずはトップダウン型で始め、地域のコミュニティの状況に即した独自性を徐々にボトムアップ的に発揮していくのが、現実的には最良の方法と考えています。

✝地域連携に向けた活発な動き

「北多摩認知症を考える会」もそうですが、各地域で「オレンジプラン」以前から始まった連携をベースとして、「新オレンジプラン」を実現するための地域連携の会議や市民公開講座、認知症カフェ、介護事業所スタッフのグループワーク、医療関係者などを対象とした研修などが頻繁に行われ、各地域での様々な工夫をこらしたイベントも開催されています。さらに行政により、各地域の認知症対策の活動拠点として各市区町村に「認知症疾患医療センター」が設置されたのは前述の通りです。このセンターには拠点型と連携型の2種類があり、二次医療圏の活動の拠点となる拠点型をひとつ設置し、残る各市区町村に連携型を設置する仕組みになっています。

厚労省の指導で北多摩北部に認知症医療介護連携協議会が設置されたとき、拠点型認知症疾患医療センターを引き受けていただいた薫風会山田病院のスタッフと事前に打ち合わせをしました。「北多摩認知症を考える会」ではすでに北多摩北部の5市すべてに世話人を務める医師がいて、それぞれの地元で精力的に活動してきましたので、新しい仕組みとしてどのように運営していくかが課題となりました。話し合いの末、その世話人がスライドして北多摩北部認知症医療介護連携協議会の委員になることでまとまりました。そうすることで、これまでボトムアップで活動してきた研究会と行政指導の拠点型および連携型の認知症疾患医療センターが一体化し、さらに強化されたシステムができました。

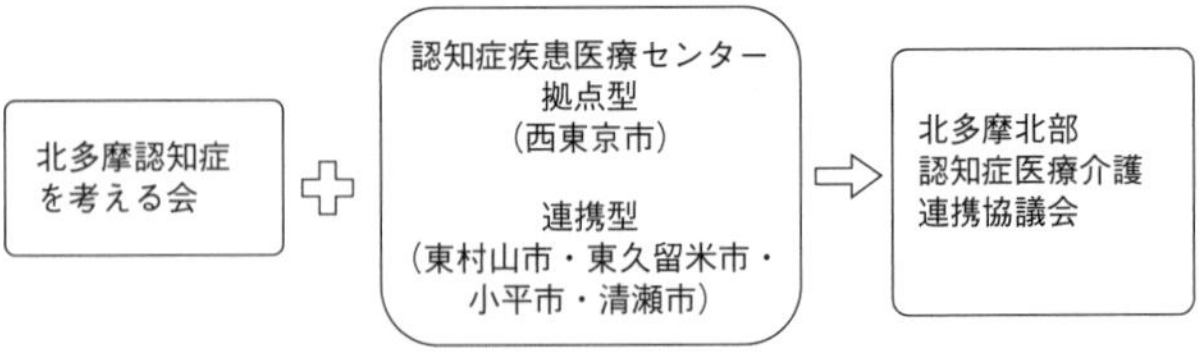

図１－６　北多摩北部地域での認知症地域連携構築過程

これは、間違いなく地域の財産になります。実際、その後からコロナ禍以前までの活動にはめざましいものがありました。市民公開講座はもとより、医師向け研修、看護師向け研修、ケアスタッフ向け研修、グループワークを含む多職種研修など様々な啓発活動が精力的に行われてきたのです。

当センターの地元地域での市民公開講座はコロナ禍が本格化する前の２０２０年２月が最後の開催となりましたが、その最初の来場者は１００歳を目前にした溌剌とした男性でした。これまでの経験上、むしろ認知症になる心配の少ない方のほうが発症を予防しようとする意識が高く、積極的に来場される傾向があります。この講座は約１５０名が参加し、会場は満員でした。それほど関心が高かったのです。

コロナ禍以前には各地域で、認知症に対する正しい知識を提供する啓発活動が定着し、メディアでも毎日のように認知症が取り上げられていました。そうして、認知症に対する理解が市民に徐々に広がっていったのです。当センターの外来では年間新規受診が約１７

0名で、そのうち15％は年齢相応で正常範囲の健忘、20％は認知症の手前の軽度認知障害（MCI）と、認知症に進行する以前の超早期受診が3割を超えていました。電話相談もご本人からが約3割と健忘の自覚がある段階での相談が多く、これは様々な啓発活動の効果でしょう。

こういった地域ぐるみでの認知症対策への手ごたえから、2025年に700万人という予測よりは下回り、地域の医療介護連携でマネージメントできる範囲に収まるのではないか、という期待感が膨らんでいたわけです。

5　コロナ禍で崩れたプラン

†感染への恐怖から絶たれた「つながり」

ところが新型コロナウイルスのパンデミック、すなわちコロナ禍により状況は一変し、これまで実施してきた「新オレンジプラン」が機能しなくなったのです。「新オレンジプラン」にしても以前の「オレンジプラン」にしても、7つの柱は医療や介護と患者・家族のつながり、医療機関同士や医療と介護の連携というつながりなど様々な「つながり」を形成し、その前提の上に成り立っていました。しかし、ウイルス感染を予防するには人との距離を取る必要がありますので、こういった様々なつながりは希薄になり、あるいは切断され、全体としてシステムは機能不全に陥りました。こうして、それまで順調に機能していたプランは崩れ始めたわけです。

まず「新オレンジプラン」の1本目の柱である「認知症の理解を深めるための普及・啓発の促進」のため、市民公開講座、市民祭りなどのイベントや広報誌などで活動を行ってきましたが、大勢で集まることはできなくなり、様々な企画やイベントが中止になりました。その代わりになるのはオンライン配信ですが、認知症予防に関心が高いのは高齢者層で、市民公開講座への出席者も大半が高齢の方でしたので、WEB環境を整えることは高齢者にはなかなかハードルが高く、普及は不十分な状況です。

前述したように当地域で開催した最後の市民公開講座は2020年の2月でしたが、そこに参加されていた高齢者の中には、コロナ禍で認知症を発症した方もいました。認知症予防策についての知識は習得してもやはり感染の怖さが勝り、孤立しがちになってしまったようです。

それでも市民公開講座に参加されるような方は比較的に早期にもの忘れ外来を受診されますので、生活改善のアドバイスやヘルパーなどのスタッフのサポートで、いまでもかろうじて独居を継続できています。コロナ禍以降も市民向けの広報誌やオンライン講座の配信などでは、積極的に認知症予防のアナウンスを継続しています。

そして2本目の柱「認知症の容態に応じた適宜・適切な医療・介護等の提供」については、早期の方が医療機関を訪れるのを躊躇することが増えました。本来ならば早期に発見し、進行を予防することが原則ですが、患者の症状が進行し、家族や介護者が困る状況になって初めて来院されることも多くなりました。しかしそのような進行した状況では予防策の効果も限定的になり、さらに症状が悪化する患者も増えています。

また、感染を避けるためにデイサービスでの受け入れを中止する事業所が多く、進行予防策の要であるデイサービスが機能しなくなりました。さらには介護施設の職員のワクチン接種が遅れてクラスターが出現することもあり、受け入れ施設が不足する状況が続きました。

3番目の柱「若年性認知症施策の強化」につきましても、サークルなどのコミュニケーションの場が使用できなくなるという影響がありました。またコロナ禍の不況により、これまで何とか仕事ができていた飲食店などの職場の倒産もありました。若年性の場合、高齢者以上に受け入れ先の不足を痛感します。

4番目の柱「認知症の方の介護者への支援」については集まることによる感染リスクか

ら、認知症カフェや相談会が開催できない状況が続きましたが、それでもできる限り個別相談を繰り返すことで対応しようとしました。

5番目の柱「認知症の予防法、診断法、治療法、リハビリテーションモデル、介護モデル等の研究開発及びその成果の普及の推進」については、βアミロイドなどアルツハイマー病の病原物質を除去する新しい治療薬の承認が私たちの希望です。認知症治療薬に限っては、効果以上にその薬剤がもたらす希望の大きさに価値があると考えています。6番目の柱「認知症の方やその家族の視点の重視」についても当初は認知症よりも、患者やその家族の新型コロナウイルス感染への恐れのほうが上回り、関心の多くはそちらに向いていました。

7番目の柱「認知症の方を含む高齢者にやさしい地域づくりの推進」につきましても、感染リスクとその予防の点から近隣との交流が減少し、地域での見守りも難しくなりました。さらには後述するように、感染を過剰に恐れて一歩も外に出ない「閉じこもり」も増えたのです。このようにプランのほとんどがダメージを受け、予定していたことを変更せざるを得ない事態となり、機能不全に陥りました。

コロナ禍以前・以後の受診者数の変化

こういった状況で、私が所属する認知症疾患医療センターでは受診患者数に図1－7のような変化がありました。このグラフから読み取れるように、コロナ禍以前の患者数につきましては2017年後半から明らかに減少傾向にあり、これは地域で取り組んできた認知症の予防策が功を奏していることを表していますが、それも2020年4～5月を境に劇的に変わってしまいました。2020年4～5月には病院に来られる患者が激減し（図1－7、破線囲み）、新規の受診患者も数名で通常の5分の1程度となり、通院中の方も感染を恐れ、来院せずに電話再診という形で状況をうかがい、薬を処方していました。

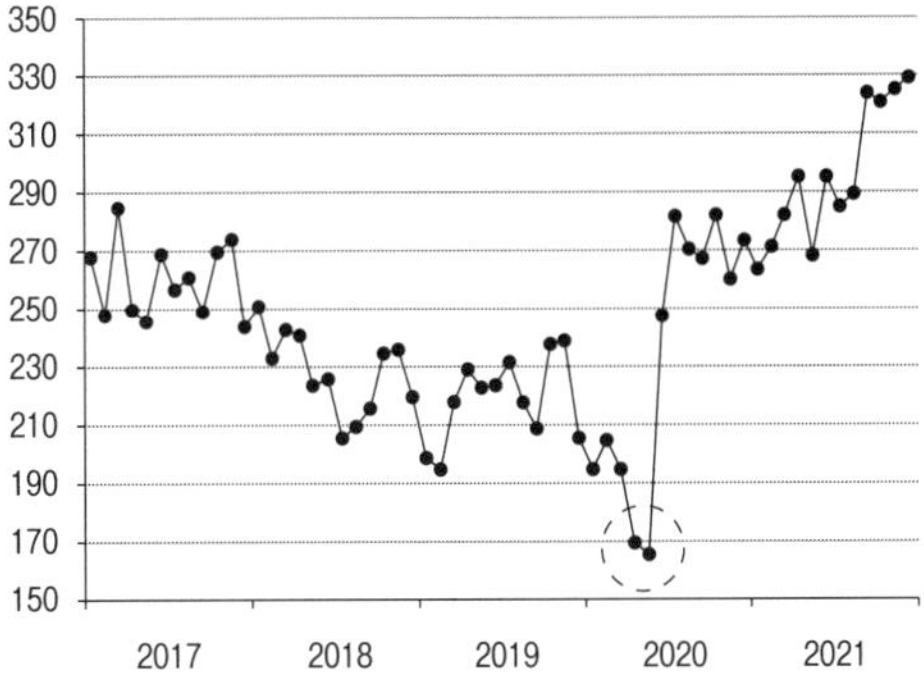

図1－7　複十字病院認知症疾患医療センター受診患者数

ところが6月以降、外来受診患者数は増加に転じ、それ以後はこれまでにない高水準が続いています。それまで新規外来患者数はひと月あたり平均で16・5人でしたが、2020年6月からは平均26・3人に増加しました。初診・再診を含めた外来受診の総患者数も例年の平均217・0人／月から2021年には30

4・1人／月と1・40倍に増加しています。電話相談の件数も増加し、例年の1・8倍になりました。

さて増加した患者についてですが、認知症の診療には時間がかかります。まず生活状況の詳細をうかがい、長谷川式認知機能スケール（長谷川和夫医師によって開発された認知症の簡易検査手法）などを利用して脳の機能を測定し、画像診断で原因を調べ、発症や進行予防のための生活指導をしてから必要に応じて薬を処方します。新規の患者では診療時間は短くても20分はかかり、本人の病識の低下や家族関係に問題があるなど、対応が簡単ではないケースではその倍はかかります。

認知症の診察に時間がかかるのは、患者本人だけでなく家族に認知症という病気を理解していただく必要があるからです。家族は自分の親や身内が認知症になったことを簡単には受け入れられず、少なからずショックを受けます。しかし、高齢者は誰でも認知症になることや、生活改善と薬物療法で進行の先延ばしが可能であることなどを説明すれば、たいていは納得していただけます。

また、家族の関わりは必須です。なぜなら健忘症状が出た時点で、進行予防のために何をすべきかを本人に説明しても忘れてしまうことが多いからです。また、通院中の患者でも途中から被害妄想・幻覚・暴言などの行動心理症状（ＢＰＳＤ）が出現した場合、介護者の負担増は深刻になりますので、患者の不安を軽減するような対応が重要です。

混雑した外来では待ち時間が長くなってしまいますが、認知症患者は長時間待つことができません。BPSDが出ている患者はなおさらそうで、診察室の外からも患者が動き回り、家族がなだめる大きな声が聞こえてきます。そのため、どうにも落ち着かない患者を先に診察する必要もありました。コロナ禍ではBPSDの出現も大幅に増えましたので、どこの認知症外来でも対応に苦慮されたと思います。

こういった現場の努力にもかかわらず、やはりコロナ禍以前のようなレベルでの認知症対策は提供できなかったため、新規の認知症患者は増加していきました。大変もどかしいことです。また、これまで治療経過が比較的順調で進行が緩やかだった患者でも、身体的・社会的活動が制限されたため、急速な増悪や被害妄想や暴言などのBPSDが出現するようになりました。そのため、2カ月に1回の受診で済んでいた方でも症状悪化とともに診察予約の前倒しが必要となり、当センターの外来予約も前述のように増加していったのです。

認知症患者の症状が悪化すると家族の負担も増え、すでに限界まで疲弊している家族からの悲痛な訴えも増加しています。コロナ禍で認知症が増える理由につきましては後に詳述しますが、地域での対応もすでにあまり余力のない危機的な状況になっています。私たちが担当する清瀬市を含む北多摩北部地域の認知症医療介護連携協議会の会議でも、各市の担当者から「認知症が増えている」「悪化している」「中等症以上に進行してから受診する患者も増えている」といった、私たちの経験と同様の報告が相次ぎました。

このようにプランが崩れると同時に新規の患者が増え、すでに通院中の患者の症状が悪化し、介護者の負担も増えて疲弊する傾向が当地域では見られました。そうしますと、日本全国ではどのような状況であったのかも気になるところです。

6　全国に及ぶコロナ禍の影響

†コロナ禍による全国的なシステムの機能不全

このような認知症対策の停滞と認知症患者の増加や症状の悪化は、私どもの地域に限った現象ではありませんでした。国内の複数の学会が実施した全国調査では様々な角度から状況を分析していますので、紹介していきます。

まず日本認知症学会によると、第1回の緊急事態宣言（2020年4月7日〜5月25日）直後の2020年5月25日から約2週間の期限で実施されたアンケート[1]では46都道府県からの回答がありましたが、認知症患者の症状悪化について「認める」とした回答が40％で、「認めない」は23％でした。悪化した症状については認知機能の悪化が47％、行動心理症状（BPSD）の悪化が46％。合併症の悪化が34％でした。このように認知機能低下とBPSDの悪化はある程度予想通りでしたが、それだけでなく合併症も悪化していたことに注目すべきでしょう。

また、認知症外来受診頻度の減少については「著しく減少している」が22％、「やや減少している」が60％で、明らかに受診は減っています。受診頻度の減少の理由としては診療提供側からの制限が9％であったのに対して、利用者の躊躇が57％でした。ここからは利用者の受診のための移動、院内での感染への不安感が強かったことがうかがえます。

介護サービス利用全般については「著しく減少している」が16％、「やや減少している」が48％で、受診と同様に介護サービス利用の減少が認められました。訪問系サービスの「減少あり」が50％だったのに対して通所系サービスの「減少あり」は69％でした。また、重度認知症患者デイケアの利用については「減少している」が47％で、「変わらない」「どちらとも言えない」の計10％を大きく上回り、特に通所系サービス全般で明らかな減少傾向が見られました。

外来の受診頻度の減少の理由は利用者の躊躇が50％以上でしたが、介護サービス利用の減少については利用者の躊躇とサービス提供者側の自粛が同程度でした。やはり当時の状況からして、サービス提供側も感染リスクの回避を優先していたようです。

認知症学会としては各種サービスの利用低下と認知症患者の症状悪化との関係について、このアンケートから結論付けることはできないとしていますが、コロナ感染の拡大で様々な制約が生じ始めてから約2カ月間しか経過していなかったにもかかわらず、症状の悪化を認めた専門医がかなりの数にのぼりました。具体的には、「(施設にて)家族面会が中止となり、不安定になった」「(デイサービスなどでの活動がなくなり)在宅生活で中核症状が進行した」「(外出制限により)活動量や日常生活動作(ADL)が低下した」「やはり外出制限や家族と会えない(面会制限)ことにより、不穏となることが多い。さらに社会活動も制限され、認知障害が悪化している印象がある」「感染リスクへの恐れからデイサービスの利用を控えたり、一時的に住まいを変えたりした方の場合、認知症の人の意欲の低下、混乱、筋力低下などの問題がみられる」といった声が寄せられました。コロナ禍の影響により困難に直面した現場では、このような事態に対応してきたのです。

一方、認知症予防学会の2020年6月30日付発表のアンケートでは(2)一次予防、二次予防、三次予防という三つの段階ごとにデータを取っています(図1-8)。一次予防は認知症を発症しないようにすること、二次予防は認知症を発症早期に発見して治療とケアを進

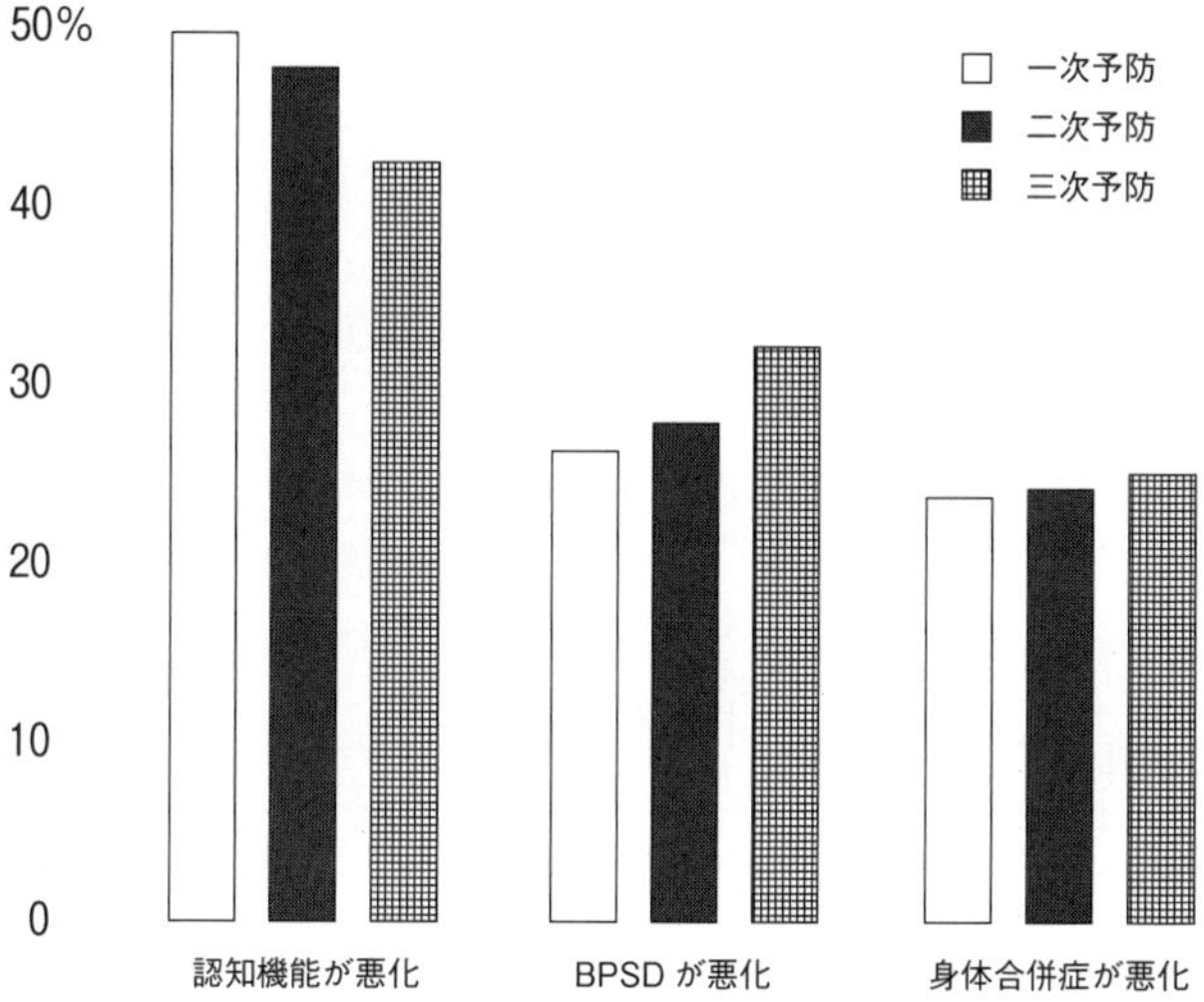

図１－８　認知症予防学会アンケートの結果

めていくこと、三次予防は認知症の症状が進行して重症化するのを遅延させることを意味します。結果としては認知機能悪化が一次予防で一番高く49・6％、二次予防で47・6％、三次予防が一番低く42・6％でした。つまり無症状あるいは軽度認知障害（ＭＣＩ）から新たに発症した認知症が多かったということです。

　ＢＰＳＤについては三次予防が32・2％、二次予防が28・0％、一次予防が26・4％でした。これはある程度ＢＰＳＤが出現している患者の症状悪化が多かったことを意味しており、これまで介護されていた方の負担がさらに増えたことになります。アンケートでは身体合併症の悪化もみられ、三次予防が25・2％、二次予防が24・3％、一次予防が23・9％でした。合併症の詳細はわかりませんが、運動不足などで糖尿病などが悪化しても不思議ではありません。

†介護の現場における大きな変化と厳しい現状

このように、どちらの学会のアンケートでもコロナ禍の影響が読み取れますが、これはまだ感染者数が少なかった第1波の直後のアンケート結果であることを鑑みれば、その後の長期にわたる影響はさらに深刻であると考えるべきでしょう。

国内ではもう一つ、日本老年医学会が広島大学公衆衛生学講座と共同で行った高齢者医療・介護施設および介護支援専門員を対象としたアンケート調査（2020年2〜6月）もあります。[3] そこでは入所系医療・介護施設の33％が運営状況に大きな変化があり、ほぼすべての施設が入所者の日常的な活動に制限が生じました。

また通所系や訪問系サービスについては、介護支援専門員の72％が介護サービス事業所の運営状況に大きな変化があったと回答しており、79％が認知症患者が少なくとも一部のサービスを受けられなくなったと回答しています。また医療・介護施設の39％、介護支援専門員の38％が認知症患者に影響が生じたとしており、BPSDの出現・悪化、認知機能の低下、身体活動量の低下などがみられたと回答しています。

介護保険サービスが受けられなくなった場合、家族が介護を行うことがあったと73%が回答しており、そのため40%の家族が仕事を休んだり、介護負担が増加したりしたため、28%の家族が抑うつ状態になり、22%が体調不良を感じるようになったと回答しています。また、認知症患者の感染予防の難しさについても報告があり、マスク着用の拒否やすぐ外すなどのマスク関連の問題が38%、感染予防についての理解が得られないことが34%、外出制限や自主隔離の困難が10%でした。さらに感染してしまった場合の問題としては、徘徊などによる隔離困難が61%、認知機能やBPSDの悪化が26%と、ここでも介護者の負担が増えていることが読み取れます。

患者の症状が悪化して自宅での介護負担が増大し、介護者が疲弊すれば施設に入所する患者が増加しますが、地元の介護施設は十分に足りているわけではなく、遠方の施設に入所せざるを得なくなるケースも少なくありません。特に東京都は人口が多いため、今後さらに認知症になる方が増えれば介護施設はますます不足するでしょう。地域医療介護連携を基盤とした様々なサービスを利用しながら何とか地元での生活を維持できていた患者も、いよいよ身の回りのことができなくなって全面的な介護が必要となれば、住み慣れた街を離れなくてはなりません。そうなれば「住み慣れた街でできるだけ長く」という、「新オレンジプラン」は実現できなくなります。

最終段階でのセーフティー・ネットとなる居場所の十分な確保は地域の医療介護連携だけでは不可能です。地域連携はあくまで現在利用可能な社会資源を最大限に有効活用するための仕組みであり、今回のようにその絶対量が不足した場合は、国や各地域の自治体が中心となって整備・補充していかなければ近い将来、確実に行き詰まることになります。このままでは行き場がなくなり、介護難民となる患者が出てくるでしょう。そういう危機に瀕しているのが現状なのです。

（1）「日本認知症学会専門医を対象にした、新型コロナウイルス感染症蔓延による認知症の診療等への影響に関するアンケート調査結果」日本認知症学会、2020年8月。

（2）「日本認知症予防学会会員向け新型コロナウイルス感染症の対応についてのアンケート調査」日本認知症予防学会、2020年6月。

（3）「新型コロナウイルス感染症の拡大により、認知症の人の症状悪化と家族の介護負担増の実態が明らかに〜全国945施設・介護支援専門員751人のオンライン調査結果〜」広島大学、2020年8月。

第2章

コロナ禍で切断された緊密な「つながり」

1　ソーシャル・ディスタンスvs心のディスタンス——距離と連帯の二律背反

†「ソーシャル・ディスタンス」がもたらす孤独と不安

認知症対策の大原則は「つながりの構築」でした。「でした」と過去形で書くのは、このつながりの多くがコロナ禍で希薄になり、切断されてしまったからです。高齢者の認知症予防のためにも、認知症患者やその介護に携わる家族にとってもつながりは必要です。高齢者が社会的に孤立するのは認知症において大きなリスクであり、そのような状況は彼らの生活の質（QOL）を著しく低下させるものです。「新オレンジプラン」の柱となっている「認知症を含む高齢者にやさしい地域づくり」の第一歩は高齢者を社会から孤立させないことであり、認知症医療介護地域連携はそのことを前提として活動してきました。

2019年12月に始まったコロナ禍により、感染予防のために人間同士があまり近づかないようにする、つまり距離を取ることが必要となり、「ソーシャル・ディスタンス」というそれまで馴染みのなかった言葉が日常的に使われるようになりましたが、感染予防に必要なのは「フィジカル・ディスタンス（身体間の物理的距離）」であり、社会から離れることではありません。

「ソーシャル・ディスタンス」には「フィジカル・ディスタンス」に加えて、交流の度合いや親近感を示す「心のディスタンス」も含まれるため、「フィジカル・ディスタンス」という言葉に替えましょうとアナウンスする自治体も出てきました。これは身体間の距離はとっても親密さは継続し、社会的なつながりは守ろうという考えで、歓迎すべきことです。

新型コロナウイルスについては毎日のように国内外の感染状況がニュースで流れ、家族や知人に感染者が出た方々はもちろん、周囲に感染者がいない住民の間でも不安が広がっています。この不安感も曲者で、ウイルス感染が拡大するのと同様に不安も伝染し、蔓延します。

特に認知症患者は理屈で物事を理解することが難しくなりますので、どうしても本能的になっていきます。その本能の中でも防衛本能の働きが活発になり、不安への影響が表れやすくなります。その結果さらに認知機能が悪化し、周囲の状況を正確かつ現実的に把握することが難しくなります。そして、その不安感が引き金となって誰かに狙われているというような被害妄想、ちょっとした指摘に対して過剰に反応する易怒性や安心できる居場所を求めてさまよう徘徊など行動心理症状（BPSD）が出てきます。

†「心のディスタンス」は広げない

「ソーシャル・ディスタンス」が生み出すのは孤独と不安で、それに対抗するには安心感をもたらす心のつながりが必要です。つまり「心のディスタンス」は広げないことです。

もちろん3密（密閉・密接・密集）のほうが一緒にいる感覚を共有しやすく、親しくなることもできます。感染予防のためにまるで悪玉のような扱いを受けていますが、実は脳にとって3密は大変よいことなのです。知らない人に囲まれることでよい緊張感が生まれると同時に、相手に気を使うことで脳に新たなネットワークも構築されます。

脳のキャパシティー、特に認知機能の予備能（予備の能力）は脳のサイズ（神経細胞の数）とネットワークの豊富さから構成されます。この認知予備能が増えると、脳に少々のダメージを受けても認知症になりにくくなるのです。また、親しい関係が増えることでつながりも増え、それが安心感をもたらします。つまり高齢者や認知症患者、そして介護する家族にとってつながり→安心感、孤立→不安感ということになります。

これは高齢者に限らず、老若男女問わず共通する法則です。「ソーシャル・ディスタンス」ではなく、「フィジカル・ディスタンス」を取りつつも「心のディスタンス」は広げない。心はつながっているということが重要なのです。

もっとも、これは距離と連帯の二律背反ではあります。二律背反とは本来「相反する2つの主張が同時に成り立つ、あるいはどちらも成立せず決着がつかない状態」ですが、こと認知症対策における「距離と連帯の二律背反」は連帯しながらも距離をとることの難しさを教えてくれました。ポジティブに考えれば、「ソーシャル・ディスタンス」を取らざるを得ない状況に陥ったからこそ、つながりの大切さを身に染みて感じることになったとも言えます。

繰り返しますが、認知症予防の基本は毎日の運動（ウォーキングなど）とサークルやデイサービスなどでの他者との交流です。いくら新型コロナウイルスの感染力が強いとはいえ、屋外でのマスク着用でのウォーキングで感染する可能性はほとんどありませんので、受診された患者や家族には必ず推奨しています。

一方、人が大勢集まって交流を行うことには残念ながら感染リスクがあり、現在開催しているサークルは少なくなっています。コロナ禍の中でデイサービスを一時閉鎖している事業所もありますが、開けている事業所でも「ソーシャル・ディスタンス」のアナウンスにより定員を減らしたりしていますので、何とか参加はできるものの、患者1人当たりの参加回数を制限せざるを得なくなっています。

たとえば週に3〜4回通っていた患者がその半分に減らされる、新しく参加したい患者が参加できないといった事態が起きています。その後、再開された事業所もあり、ワクチン接種も進み、徐々に受け入れ態勢は戻りつつありますので、患者・家族にはできるだけ、感染予防対策を取っているデイサービスを可能な限り頻繁に利用するように勧めています。軽症の患者であれば本来はデイサービスに行く必要はなく、体操、社交ダンス、グランドゴルフ、カラオケ、絵画、囲碁、将棋、健康麻雀などのサークル活動が非常に有効なのですが、コロナで長期間中断しているケースが多く、それが再開されるまではあえてデイサービスの利用を勧めています。

このように、コロナ禍の最中であっても社会的交流を維持することは必要ですし、ある程度は可能です。つまり「フィジカル・ディスタンス」は確保しながらも、できるだけ「心のディスタンス」を広げないようにすることが重要です。

†フレイルの危険性

しかし独居の高齢者、あるいは同居家族がいても日中はひとりになる日中独居状態の高齢者の場合、健忘症状が出現しても本人が自らもの忘れ外来の受診を希望することは少ないため、進行して周囲が困るようなＢＰＳＤが出現するまで家族が認知症に気づかないことがあります。その場合はデイサービスを早めに利用するといった支援につながりにくく、なおさら孤立しやすくなります。

　こういった状況では多くの場合、認知症のみならず「フレイル」にもなっていきます。フレイルとは運動不足と栄養不足により筋肉量が減り、運動機能が低下することで、進行すると日常生活動作（ADL）が保てなくなります。第1章第6節で紹介した全国調査でも、コロナ禍により認知機能やBPSDの悪化に加えて、身体的な合併症も悪化していることがわかりました。

　フレイルでは体力が低下するので、様々な身体的合併症を悪化させるリスクもあります。認知症が進行すると同時に身体的フレイルにもなると、自力ではトイレ・着替えや入浴が難しくなりますので、介護が必要になります。介護ではどうしても患者と介護者が密着せざるを得ないため、フィジカル・ディスタンスを取ることはまず不可能です。つまり密を避けて孤立した結果、さらに密になるという皮肉な結果をもたらすわけです。そのため心のディスタンスは広げず、適度な交流や見守りといった繋がりを確保すべきです。

†コロナ禍における認知症患者とその家族——Aさんの場合

　ここでコロナ禍の影響、特に緊急事態宣言下で当センターを受診した患者や家族がどのような状況であったかを紹介していくことにします。

Aさんは80代の女性で5年間、脳梗塞で麻痺のある夫の介護をして、2年前に夫を亡くしました。その後は息子とのふたり暮らしですが、息子は会社勤めなので日中はずっとひとりで過ごしています。元々明るく社交的な性格でしたので、近所に友人もいて町内会にも積極的に参加してきましたが、夫の介護をしている間に友人が引っ越したりして、徐々に近隣との交流もなくなっていました。夫が亡くなってからは、買い物以外はほとんど家にいて趣味もなく、限られた家事のあとはテレビを見て過ごしていました。

するとに徐々に健忘が出現し、同じものをいくつも買ってきたり探し物が増えていったりしました。ある日、息子が帰宅するとAさんが「お父さんが帰ってこない」と言うので、息子が「2年前に亡くなっているじゃないか」と言いましたが、まったく信じませんでした。息子も、Aさんの探し物が増えたのは歳のせいと思っていましたが、今回はさすがに不審に思い、もの忘れ外来の予約を取りました。

来院されたときにはうつろな表情で、髪も衣服も乱れていました。「何か困ったことはありますか?」と尋ねても「何もありません」との返事でしたが、長谷川式スケールを施行してみると30点満点中18点で、やはり軽度の認知症がありました。画像診断の所見からアルツハイマー病とわかり、生活指導と介護保険申請をして治療が始まりました。

息子と同居していても昼間はほぼひとりで過ごす「日中独居」の状態でしたので、速やかにケアマネージャーにプランを立ててもらい、週に3回のデイサービス通いと週に2回のヘルパーの利用も開始しました。日中独居では社会的な交流が絶対的に不足しますので、このくらいは積極的な介入が必要になります。デイサービスには予想以上に早くなじみ、もともと世話を焼くのが好きな性格でしたので、新しい参加者の世話もしていました。次第に混乱や妄想もなくなって会話もスムーズになり、当センター受診時にも笑顔が見られるようになりました。

ところが2020年4月末にデイサービスが閉鎖したことから、1日中ひとりで過ごす時間が再び増え、テレビや新聞などの報道から不安感が募り、外出を控えるようになりました。買い物に行くこともなるべく控えるようにしましたが、どうしても必要な場合はこれまで利用していた市の巡回バスを避け、歩いてスーパーに出かけました。きちんとマスクをして必要な買い物だけをさっと済ませ、入念なアルコール消毒や手洗いをして、そのほかは自粛をしてステイホームを続けました。

やがてヘルパーの訪問も「コロナが怖いから」と拒否するようになりました。すると次第に夜になると混乱するようになり、亡くなった夫の話題が増え、夫の幻覚も出現するようになりました。また、ほかの亡くなった親族（両親・祖父・祖母）の幻覚も現れ、「お母さんが待っている」と言っては落ち着かなくなり、夕方からうろうろと外に出て徘徊するようになりました。さらには一緒に住んでいる息子が夜に帰宅すると「知らない男が来た」と言って家に入れない日も何度かあり、その場合、息子は仕方なく車中泊しました。そのため訪問看護師を入れて生活状況の評価をしてから、再びデイサービスとヘルパーの利用を開始しました。

このようにアルツハイマー病では記憶障害が最初に現れ、探し物が増えたりしますが、進行すると新しい記憶から消失していきますので、過去にタイムスリップする現象がみられます。孤立した状況では自分の頭の中の世界が現実から過去にずれていきますが、薬剤の服用ではこの状況を修正するのは不可能で、やはり複数の他人との交流が不可欠です。他人に囲まれ、人に気を使うという緊張感とそのような社会的刺激には、患者を現実世界に引き戻す効果があるのです。

†Bさんの場合

Bさんはひとり暮らしの80代女性で、40年前に夫が病死してから女手一つで娘を育ててきました。定年までは保険会社の職員でしたが、趣味の登山はかなりのキャリアがあり、国内の3000メートル級の高山はほとんど登頂したそうです。60歳を過ぎてからも友人とともに、以前のような高い山ではないものの、登山を続けてきました。

ところが70代の終わり頃から膝を痛め、翌年には腰も痛め、500メートル離れたスーパーに買い物に行くのがやっとの状態になってしまいました。娘の話では、その頃から1日中家にいて、朝からテレビを見ている生活が始まったとのことでした。

その頃から口数が減って食欲もなくなり、1年で5キロ痩せました。料理もほとんどしなくなり、惣菜を買っては冷蔵庫に溜め、消費期限を大幅に過ぎた食材が大量に詰め込まれていました。そのような状況で娘に連れられ、2017年に当センターを受診されました。

長谷川式スケールでは15点で、認知機能は軽度から中等度の境界ぐらいまで低下していました。こちらからの質問に答える以外、自分から話すことはありませんでしたが、話題が登山に及ぶと急に明るい表情になり、口数も増えました。「槍ヶ岳は見た目よりも登頂は簡単だった」など、10分ほど登山の話を続けました。

鑑別診断の結果、頭部MRIでは軽度の海馬萎縮がみられましたが、その他の部位に異常はありませんでした。しかし脳血流SPECT（脳の各部における血流状態を診る検査で、MRIやCTではとらえられない早期の脳機能低下部位の検出に有用）では、頭頂葉の後部外側にある頭頂連合野、側頭葉の外側にある側頭連合野、大脳内側の後部にある後部帯状回（帯状皮質の最後部に存在し、前部帯状回皮質の後ろにある）での血流減少というアルツハイマー病に

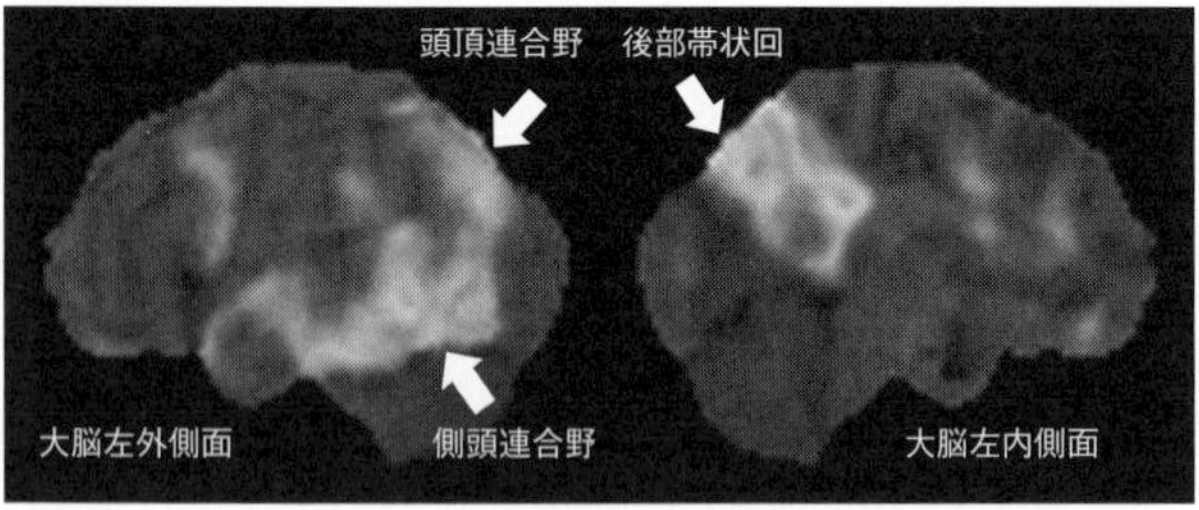

図2-1　アルツハイマー病の脳血流SPECT所見（矢印は血流減少部位）

特徴的な所見が認められました。そこでアルツハイマー病と診断し、生活指導を実施したうえで介護保険を申請し、薬物療法も開始されました。

ひとり暮らしでは社会的な刺激が不足しますし、薬をきちんと服薬するための支援も必要ですので、介護保険を利用して週に3回のデイサービス参加と2回のヘルパー訪問を開始しました。また料理も困難ですので、配食サービスの利用も始めました。このような支援により頻繁な健忘はあるものの、掃除・洗濯などの簡単な家事は可能で、日常生活は格段に安定するようになりました。

デイサービスでの昼食は他の利用者と一緒に食べるということもあり、全量摂取するようになりましたので、体重も少しずつ戻っていきました。そして毎日10分程度の散歩を勧めたところ、以前活発に登山をしていたこともあり、毎日1時間を目標にしたいと本人が希望し、半年後には毎日1万歩前後歩けるほど体力が戻りました。次第に活動的になり、他の利用者と笑顔で会話する場面もあるとのスタッフからの報告もあり、半年後の長谷川式スケールでは19点まで改善していました。ケアパスに記載されているような社会資源を活用することによって活気のある生活を取り戻し、比較的順調に認知症の進行予防ができていました。

ところが2020年4月の緊急事態宣言をきっかけに、楽しみに通っていたデイサービスが一時閉鎖され、それからは1人で過ごす時間が増えました。テレビの報道から「コロナが怖い」という理由で散歩にも出なくなると、5月中旬から被害妄想が出現しました。隣の家の人に物を盗られた、隣のご主人が頻繁に自分の家をのぞいていると言うのです。また、同時期にこれまで一度もなかった尿失禁も見られるようになりました。脳血流SPECTで脳の血流を見てみると、2017〜2019年にはアルツハイマー病でよく見られる頭頂連合野の血流減少所見がありましたが、血流減少はそれほどでもなく、進行は緩やかでした。しかし2020年6月の時点では頭頂連合野の血流減少に加えて、それまで低下の見られなかった前頭葉でも明らかな低下が認められました。

この患者に限らず、閉じこもっている患者では背景疾患にかかわらず、前頭葉の血流減少所見が多く認められました。この現象については社会生活上の刺激の低下→前頭葉血流の減少→実行機能障害による生活障害の進行、不安の増大によるBPSDの悪化というプロセスが考えられます。

コロナ禍以前は様々なスタッフとの関わりや支援により、進行が抑えられていたのですが、コロナ禍によって急速に進行してしまったことはとても残念でした。この方の場合は2カ月後に再開したデイサービスに再び通い始めるようにし、月に3泊ほどのショートステイの利用、さらには漢方薬（抑肝散）を不安になりやすい夕方に服用することで徐々に混乱も収まり、2カ月続いた失禁も見られなくなりました。この失禁は可逆的な段階でしたので改善しましたが、数カ月続いた後の対応でしたら改善は困難だったでしょう。

Cさんの場合

Cさんは60代前半の男性です。4年前、仕事でミスが増えはじめ、口数が減って表情が暗くなったことから精神科を受診しましたが、うつ病や神経症ではないと言われ、2017年に当センターを受診しました。長谷川式スケールは21点で、認知症と軽度認知障害（MCI）の境目でした。頭部MRIの画像では脳の萎縮はごく軽度だったのですが、脳血流SPECTでは頭頂連合野、後部帯状回など広範な大脳の血流減少が見られ、若年性アルツハイマー病と診断しました。

アルツハイマー病では多くの場合、最初に頭頂葉の後部から血流が減少し、1～2年経過してから前頭葉の血流も減少するのですが、この方は初診時ですでに前頭葉の血流も低下していました。頭頂葉後部は主に記憶や視空間認知に関わる部位で、前頭葉は段取りなどの実行機能や注意、感情のコントロールなどに関わる部位です。前頭葉の血流を維持するには社会的刺激が不可欠です。

この方は生活指導と介護保険申請により、デイサービスに週4回通うことができ、薬物療法も受けていたため、当初は比較的進行が緩やかで、目立ったBPSDもありませんでした。しかし2020年4～5月はコロナ禍で通っていたデイサービスが閉鎖してしまい、自宅にこもる時間が長くなりました。外来受診についても感染予防のため来院を避け、電話再診として電話で状況をうかがい、薬を処方しました。

しかしこの間に脱抑制、つまり怒りっぽくなる、下着のまま家の外に出てしまうなどといったBPSDが出現するようになったのです。デイサービスが再開してからも、以前は楽しんで参加していたにもかかわらず、再開後は施設内で大声を出して暴れるなどしてスタッフを困らせました。

興奮を抑えるような薬物を投与しましたが、少量ではほとんど効果は見られず、やむを得ず投与量をかなり増やすことになってしまいました。興奮を抑える薬物は基本的には頭をボーッとさせ、脳の活動を抑える薬なので穏やかにはなりますが、記憶障害などの症状は進行してしまいます。ですから、本来であれば使用したくない薬剤なのです。結果として興奮は収まりましたが、これまで見られなかった失禁が出現し、オムツを使用することになってしまいました。

†Dさんの場合

Dさんは70歳代後半の男性です。妻とふたりで経営していた居酒屋は息子夫婦に譲りましたが、ときどき友人を誘って息子の居酒屋に飲みに行くのが唯一の楽しみでした。10代で寿司屋の丁稚に入ってから、仕事一筋でまじめに修業してきました。ところが1年前からときどきボーッとして仕事に集中できなくなったのとほぼ同時に動作が遅くなり、料理に支障をきたすようになりました。2カ月前に買い物に行く途中で転倒して腰椎の圧迫骨折を起こし、それからはあまり外出もできなくなりました。

しばらくして、夕方になると「白装束の老人が柱の陰に隠れて俺を見ている」と妻に言うようになりました。妻が誰もいないことを告げても「さっきはいたんだ」と怪訝な表情を浮かべていたそうです。妻も本人も徐々に不安になり、ふたりで当センター外来を受診しました。長谷川式スケールは23点とMCIの範囲でした。記憶関連の質問はすべて正解でしたが、野菜の名前は3つで口ごもってしまい、そこがマイナス5点で一番大きな減点となりました。

レム睡眠行動障害について聞いてみると、2年前から寝言が増え、「お待たせしました。いらっしゃい！」など仕事をしている夢をみているかのような内容だったそうです。頭部MRIでは海馬などの脳萎縮はみられませんでした。脳血流SPECTでは後頭葉、頭頂葉後部で血流減少がみられましたが後部帯状回の血流は保たれ、そこが島状に残って見えるため、「帯状回島徴候」と言われるレビー小体病に特徴的な所見が認められました。レビー小体病とは、大脳皮質（大脳の表面に位置する神経組織）の多数の神経細胞内にレビー小体という特殊な構造物（封入体）が出現する病気です。症状としては、アルツハイマー病のような記憶障害はあまり目立たない代わりに、実際には存在しない人間や動物などが見えてしまう幻覚や大声での寝言が出現することが多く、動作が緩慢になり転倒しやすくなります。

Dさんにレビー小体病という病気について説明をしたうえで生活指導を行い、朝のドネペジルと夕食後の抑肝散を処方しました。すぐに効き目は表れ、3日後に幻覚は消失しました。また毎日5000歩の散歩を開始し、習慣化することもできました。社会的な刺激も必要ですので、本人に相談したところ、カラオケのサークルに参加したいとの希望が出され、地域包括支援センターから紹介していただきました。歌うことは楽しかったようで、自宅でも練習されていたようです。

そのように生活が充実していた2020年初頭にコロナ禍がやって来ました。4月からデイサービスは一時中断され、息子が経営している居酒屋も一時休業せざるを得ない状況でした。朝からテレビを見て過ごすようになると番組もコロナ禍一色となり、感染で亡くなった方々の報道を見るにつけ、外出に恐怖感を覚えるようになっていきました。病院の定期受診も怖くなり、4月からは電話相談で処方箋を薬局に届けてもらう電話再診を希望しました。1日中、家でテレビ報道を見ていると散歩ですら怖くなり、徐々に不安が募っていきました。

そんな日々が続いていた5月初旬の夕方、またもやDさんには白装束の老人が柱の陰にいるのが見えたのです。以前はなんとなく不思議な光景という感じでぼんやりした霞がかかったようでしたが、今回は顔立ちまではっきり見えたので背筋が寒くなるような恐怖感を覚え、つい大声を出してしまいました。その声を聞きつけた妻が慌ててやってきて心配して話しかけると、今度はその妻が3人並んで見えたのです。

Dさんはすっかり混乱し、外に飛び出していこうとしましたが、玄関でつまずいて転倒し、頭を打ちました。救急車で病院に運ばれ、鎮静剤の注射で混乱はおさまりましたが、翌朝、当センターに連絡が入ったので来院していただきました。幸い、外傷性脳出血などはありませんでしたが、3月の受診時とは様子が違い、表情はこわばって別人のようで、一見して病気が悪化したことがわかりました。

そこでスタッフと相談し、感染対策をして辛うじて利用できるデイサービスに週3回でも行ってもらうように話しました。また訪問看護も開始し、心配事の相談に乗ってもらうこともできるようになりました。幸いなことに本人の病識、記憶力と理解力は保たれていて、前述した幻覚などの内容を詳細に覚えていました。そこで、閉じこもることの弊害と安全な外出の方法やその必要性について伝えると、幾分安心した様子でした。夕食時に内服していた抑肝散を寝る前にも服用することにして、帰宅しました。

その後はぼんやりした幻覚が出ることはありましたが恐怖感は弱まり、「また出たな」というように冷静に受け止めることができるようになりました。6月からはデイサービスと散歩は再び元のペースに戻り、居酒屋とカラオケはおあずけになりましたが、混乱せずに生活を送ることができるようになりました。

†介護に第三者が介入することの重要性

このように、コロナ禍以前は比較的に進行が抑えられていた患者でもBPSDが出現し、認知機能も低下するケースが増えました。認知症疾患医療センターの機能の一つである早期診断・早期治療のための「もの忘れ外来」は、緊急事態宣言の間もほぼ通常通り実施できましたが、以前よりも認知症が進んだ状態で来院されるケースが多くなりました。すでに失禁が始まっていて、診察室に入ってきた時点で尿臭が漂う患者もいました。もっと早く来られなかったのかと尋ねると、「コロナが怖いので、ぎりぎりまで病院に来るのを我慢していた」とのことでした。

認知症の増悪因子が多いコロナ禍では早期受診が以前にまして重要となりますが、実際には感染を恐れて本人が外出をためらい、周囲も距離を取るため初期症状の把握が難しくなり、初期の段階で病院を受診することができなかったケースも少なくありませんでした。また、サークルや自治会などの活動が少なくなり、近隣からの情報も得られにくい状況でした。そのため、潜在的にどれほどの認知症患者がいるのかを把握することはこれまで以上に難しくなっています。

定期的に通院している患者でも症状の悪化をきっかけに家族間での問題が増え、込み入った相談を希望される方も多いため、1人の患者の診察にかかる時間も長くなっています。患者と家族だけで、他人が関わらない時間が長くなると不安やイライラ感が増幅しますので、BPSDが出現しやすくなります。もの盗られ妄想では一番身近にいる家族が犯人にされるのがお決まりのパターンです。一番信頼し、面倒を見てくれる人を攻撃してしまうので、介護者である家族のストレスは増加し、人間関係も悪化します。

その場合、外来受診時での相談がはけ口になっています。当センターでは医師以外に認知症看護認定看護師と精神保健福祉士が担当していますが、介護保険を利用してケアマネージャーなど第三者が介入することが患者の社会的刺激になり、家族にとってもストレスの軽減になるということを繰り返し伝えています。一方で、ストレスの溜まった家族からのネグレクトを含む虐待の情報もケアマネージャーなどから入ることがあり、なるべく複数の第三者が介入するようにしていますが、状況が深刻であれば緊急避難的な入院にも応じています。そういった事態を避けるためにも早期から介護保険を利用して第三者を介入させることが患者の社会的刺激、家族のストレス軽減のためにも欠かせないわけです。

2020年の緊急事態宣言下では電話再診が外来予約の半分ほどになりました。Dさんのケースでも紹介しましたが、患者本人、家族の双方から、通院での感染が怖いので電話再診にしてほしいとの要望が、2020年4～5月は特に多かったのです。6月に入るとやはりその反動が出て、新規の認知症患者が増加しました。健忘症状や生活障害が悪化し、易怒性や被害妄想といったBPSDが出現し、対応に困った家族からの相談や診察予約の前倒し希望が殺到しました。感染も怖いですが、それ以上に患者の症状悪化による家族のストレスや疲労が蓄積し、我慢の限界を超えたのです。

2021年以降、電話再診の希望者はほとんどいなくなり、通院する患者ばかりになりましたが、症状悪化による診察予約の前倒し希望は2022年3月現在も続いており、別の意味で困った状況は続いているのです。2020年6月ほどの急速な認知症の増悪は見られてはいないものの、認知症患者の増加傾向は続いています。今後のコロナの感染状況にもよりますが何らかの制限は断続的に続いていますので、十分な社会活動ができていない状況で長期にわたり、多くの課題が蓄積されています。

†感染予防のための正しい知識

ここで、感染予防のための適切な距離についてお話しします。以前の厚労省による濃厚接触者の基準は「マスクを着けず、1メートルの距離で15分以上会話する」でしたが、感染力がデルタ株の1・5倍のオミクロン株が主流となり、状況は変わっています。理化学研究所のスーパーコンピューター「富岳」でオミクロン株のリスクを計算したところ、マスクを着用しても50センチ以内の近距離で会話すれば、感染の確率が高まるとのことでした。具体的にはマスク着用でも50センチの間隔で15分会話すると10%ぐらいは感染するようですが、1メートル離れれば15分会話しても感染率はゼロという推定でした。

この基準から考えるとオミクロン株の感染力が高いとはいえ、屋外の散歩で感染する可能性はありません。たいていのスーパーでは入口に消毒用アルコールが置いてあり、マスクを外さず手指消毒を怠らなければ感染の可能性は低いので、歩いて行ける範囲での買い物には積極的に行くべきです。

感染対策としてのソーシャル・ディスタンスはあくまで身体間のフィジカルなディスタンスを意味するのであって、社会的関係性としての距離まで取る必要はないはずです。私がここで「心のディスタンス」という言葉を持ち出したのは、ソーシャル・ディスタンスの本来的な意味合いを考え直すためで、ソーシャルの次に来るのはディスタンスではなく、ネットワークであるべきです。

「心のディスタンス」とは相手のことを見ている、気にしているといった心理的な距離感で、言い換えれば無関心ではないということです。少し離れてはいても「いつも気にして見ていますよ」というメッセージを伝えることで、患者・家族の孤立を防ぐことも意図しています。患者本人からの援助の希求やアクセスはなかなか困難ですので、近隣の方からの「最近姿を見かけなくなった近所の高齢者」についての情報提供も必要です。そういった情報からできるだけのアプローチを行い、コロナ禍収束までの間、何とかしのいでいきたいと考えています。

2　80－50問題はさらに深刻化している

†子どもの自立を妨げるコロナ禍の不況

　近年、社会問題としてメディアで取り上げられるようになったのが「80－50問題」です。これは80代の親が自宅にひきこもる50代の子どもの生活を支えていたのが、病気など何らかの理由により経済的・精神的に行き詰まり、生活が継続できなくなる状態のことを指します。80代にもなれば加齢のため、支援する側から支援される側に回ることが多くなります。行政の支援が行き届かないまま親が要介護状態、あるいは亡くなってしまうことで50代の子どもの生活が急に成り立たなくなり、最悪の場合、子どもの孤立死や親が子どもを道連れにする無理心中が発生します。さらには親が亡くなって途方に暮れ、遺体をそのまま放置して死体遺棄で逮捕されるケースもあります。

　内閣府が２０１９年に発表した調査結果によれば、40～64歳のいわゆる「ひきこもり中高年者」の推計は61万人以上にのぼります。今はまだ問題が顕在化していなくても、親に万一のことがあれば多くの80－50世帯が危機的状況に陥ってしまうでしょう。

その80－50問題をより深刻にしているのがコロナ禍の影響です。認知症の発症率は80歳代の前半であれば男性17％、女性24％で80代後半になると男性35％、女性44％まで増え、これがコロナ禍によりさらに増えると見込まれています。

一方、40代・50代の未婚者で親と同居する非就業者は２００５年時点で52万人でしたが２０１５年には77万人以上に増加しています。つまり80世代の認知症発症により、日常生活の維持が難しくなるほどの影響を受ける50世代が増えてきたわけです。そこにコロナ禍の悪影響がさらに加わることになります。80代の認知症がさらに増え、50代もコロナ禍の不況で非就職者がさらに増えていくわけです。80－50の家庭にとってはますます厳しい状況であると言えるでしょう。

†Eさんの場合

Eさんは80代の女性で、50代の統合失調症の息子と同居しています。夫が15年前に亡くなってからは自分の畑で農作業をし、農協に野菜を売りに運んでいました。ときどきは息子も手伝っていたようです。ところが腰痛で農作業ができなくなり、整形外科にバスで通院していましたが、コロナ禍で通院が怖くなりやめてしまいました。腰痛も改善しないので、自宅にいてボーッとテレビを見たり、寝たりしている時間が長くなっていきました。

これまで続けてきた農作業もできなくなったため、先祖代々で大事に引き継いできた畑も荒れてしまいました。息子はコンビニなどに出かけることはありましたが、それ以外ほとんど外出しなかったようです。母親は近所に住む女性からの「最近見かけない。畑も雑草が生えている」との連絡で訪問した地域包括支援センターの職員に連れられ、当センターを受診しました。

当センターの診察室に入ってきたときにはボーッとしたうつろな表情で、髪が乱れて衣服は汚れ、少しの尿臭もありました。明らかな記憶障害があり、長谷川式スケールは13点で中等度の認知症相当の認知機能低下でした。頭部CTでは海馬の萎縮と大脳の広汎な萎縮が見られ、アルツハイマー病と考えられました。生活障害もすでに中等度で、この1カ月は入浴もしていなかったようです。洗濯もほとんどせず、家の中はごみが散乱している状況で、金銭管理は息子がやっていたようでした。

また、体には暴力を受けた痕が残っていましたが、本人は暴力行為については何も覚えていませんでした。しかし息子の怒鳴り声と母親の悲鳴が聞こえたという近隣の方からの情報もありましたので、地域包括支援センターから息子が通っていた精神科医にお願いして入院させていただき、母親はショートステイを利用して自宅から避難させました。

息子の主治医によると、同じことを何度も繰り返し聞くのでイライラしていたとのことでした。認知症の親の症状が子どもの精神的な安定を乱した結果の虐待は、十分あり得ることです。このケースではかろうじて息子が精神科医につながっていたので、比較的対応がスムーズだったのですが、通院も拒否している場合、このような事態への介入はさらに困難になります。このように50代ぐらいの精神疾患がある患者で、親の収入をあてにして同居しているケースは虐待の温床であるため、医療・福祉・介護・行政の連携による生活全般にわたっての見守りや支援が必要となってくるでしょう。

†Fさんの場合

Fさんは80代の女性で、20年ほど前に夫を亡くしてからは神経難病の娘とふたり暮らしをしていたようです。ある日、救急車で高齢の女性が意識障害で運ばれてきました。この女性がFさんでしたが、近所の女性が「この2カ月ほど、Fさんの姿を見かけなくなった」と地域包括支援センターに連絡し、職員が訪問したところ、ゴミ屋敷の中に意識不明のFさんが倒れていたので救急車を呼んだのです。Fさんは悪臭を放つ汚れた毛布にくるまれていました。

私が大声でFさんの名前を呼び、顔を軽く叩いたところ、かろうじて目をあけました。くるんでいた毛布を開くと2匹のゴキブリが飛び出してきましたが、そんなことを気にしている暇もなく、Ｆさんを見ると肌はカサカサで明らかに脱水症でした。少量の酸素を吸入してもらいながら点滴を開始すると30分後には話せるようになりましたが、内容は聞き取れずほとんど意味不明でした。頭部ＣＴでは海馬や大脳の広汎な萎縮がみられ、最近できたと思われる小さな脳梗塞もありました。

その1時間後にもう1台の救急車が到着し、聞くと同じ家に住む年齢不詳の女性を搬送したとのことでした。その女性は目は開いていましたが話すことはできず、手足は屈曲拘縮していて、明らかに長期間寝たきりの状態だったことがうかがえました。後に警察が近隣の住民に聞き込みをしましたが、その女性のことは誰も知りませんでした。

住民票からその女性が50代であることがわかり、遺伝子検査などから脊髄小脳変性症という難病であることも判明しました。その女性は長年、いわゆる「開かずの間」にいたことになります。Ｆさんに関しては元々軽度の認知症があったところに脳梗塞が加わり、生活が難しくなったと考えられました。ふたりとも脱水症と低栄養があり、入院治療で改善したところで特別養護老人ホームと神経難病療養施設に別々に入所することになりました。

80－50問題の対象となる家族は経済的困窮、社会的孤立（家族以外の親戚などとの交流がない）、整頓・衛生などの住環境問題、そして精神疾患や障害を抱えており、このように一つの家族に複数の問題が絡んでいるケースは年々増えています。高齢化率が上がり、親と同居する非就業者が増えているからです。特にコロナ禍で地域での見守りが難しくなり、支援も届きにくく遅れがちになっている状況では、問題を抱えた家族の生活状況はさらに悪化していきます。

オンラインを活用して多職種間で頻繁に互いの顔が見える関係を築き、役割分担をすることができれば、スムーズな支援へつながるのではないかと思われます。ポストコロナではこれまで以上に、幅広く多様な連携をもつネットワークの構築が必要となるはずです。80-50問題の「発見、介入、見守り」は単一の機関では難しく、わずかな可能性でもとらえてアプローチするには多くの機関の専門性が必要となってきます。そこで、多職種で形成されたチームによる支援の必要性が生じるのです。

3　医療・介護連携への影響——緊密な連携は「3密」で醸成された

†困難事例を克服するために

定期的な医療機関や事業所間での情報交換は、認知症対策としての地域連携には欠かせません。そこではいわゆる困難事例について話し合われることがほとんどで、それにはいくつかのパターンがあります。

まずこれは患者本人の条件ですが、病前性格の良し悪しは大きな要因で、たとえばもともと怒りっぽい方は認知症になると、さらに怒りっぽくなることが多いです。逆に穏やかな性格の方は病気の種類にもよりますが、ニコニコしながら穏やかに呆けていく印象が強いです。

もともと社交的な方は認知症になってからもデイサービスにつながりやすいですが、人付き合いが苦手な方は交流の場に行くのを拒否することが多いので、デイサービスなどに連れて行くのが難しいです。そういう方でもいったん連れて行ってしまえば、うまく適応できることのほうが多いのですが、連れ出すことは容易ではありません。

もう一つは家族の条件で、ケアスタッフなどが関わるのを拒否することに関する二つのタイプがあります。

まず責任感から自分だけで抱え込み、疲弊していくタイプです。そういう人はいろいろと相談はされるのですが、デイサービスへの参加やケアスタッフの関わりを受け入れられないのです。世話を焼くのが好きな女性に多いタイプで、患者と介護者が共依存になっているとも言えます。このケースでは相談の時間ばかりが長引き、堂々巡りになりますので、相談を担当する側も少なからず疲弊します。

もう一つは第三者の関わりの必要性を説明しても理解できず、他人に関わってほしくないと頑なに拒否するタイプです。これはプライドが高く頑固な男性に多くみられます。前者、後者ともに結果的にＤＶにつながるリスクが高いため注意が必要です。

このような困難事例はケアに関わる誰もが悩むケースなので、事業所間の情報の共有がどうしても必要になりますが、コロナ禍当初は事業所間をつなぐオンライン環境が各事業所で一律に普及しませんでしたので、少人数で集まって広い会議室で会議を開きました。それから数カ月後、オンラインシステムが各事業所で整いましたので、ＷＥＢ会議が開催できるようになり、情報交換はだいぶスムーズになりました。

ただ、こういった会議が成立するには、長年一緒に活動してきた仲間意識が前提となります。コロナ禍以前は会議、研修会、認知症カフェ、市民公開講座など頻繁にイベントが開催され、だいたい月に1回は顔を合わせていました。ときには懇親会など食事をともにしながらざっくばらんに本音で熱い思いを語る機会もあり、それがチームワークのベースとなりました。こういった状況は思い返せば「3密」ということになるのですが、それが連帯感をつくっていたことは間違いありません。

†「心のディスタンス」を縮めるためのオンラインの活用

前述しましたように、コロナ禍によりこれまで地域で育んできた「多様なつながり」が至るところで危機に瀕しています。この「つながり」は患者－家族、患者・家族－地域コミュニティ、患者・家族－医療機関、患者・家族－地域包括支援センターなど地域ケアシステム、医療機関－地域ケアシステムなど多様で、それらの連携を基盤として認知症対策が成り立っていました。医療介護の連携だけでなく、上記のすべての関係も家庭、地域コミュニティ、医療機関や介護事業所などといった場での「3密」の状況で築かれてきたものでした。

もちろんオンラインが便利であることは間違いなく、出張先からでも自宅からでも会議に参加できるのは大きなメリットです。しかし一緒にいるという感覚からくる「つながり」は、間違いなくオンラインのそれに勝ります。今後、オフラインが可能になった場合は、ちょうどよい割合でオンラインとオフラインを使い分けたいと考えています。

2022年2月3日付『朝日新聞』によると、川島隆太教授（東北大学加齢医学研究所所長）はオンラインとオフラインで脳活動に違いがあるかどうかを大学生5人のグループで実験しました。よいコミュニケーションが取れている場合は脳活動の揺らぎの周波数が同期しますが、オフラインの対面ではそういった脳活動の周波数が同期し、よいコミュニケーションが取れていました。しかしオンラインでは、同じメンバーであるにもかかわらず、同期は一切見られなかったことがわかりました。つまり情報は伝わっていても互いに共感しておらず、相手と心がつながっていなかったのです。今後、オンラインが多用されれば「人と関わっているけれど孤独」という矛盾が増えてくると推測されます。

脳活動の周波数が同期しない理由の一つが視線です。心理学でもコミュニケーションの場面では視線が合うことで共感が得られやすいと言われますが、オンラインでは画面を見ると視線がずれてしまい、これが違和感になります。もう一つの理由はどうしても音声と画像がずれてしまうことで、それも違和感につながります。ですから、たとえ便利であったとしてもオンラインだけでは不十分で、オンラインとオフラインのハイブリッドで継続していくことが必要なのだと思います。

コロナ禍において、多くの他者と直接交流することには感染というリスクがあります。しかし、その距離の近さこそが親密さを深めるものですので、ある程度の距離は保ちながらもつながりを維持していく必要があります。感染対策として「フィジカル・ディスタンス」は確保しながらも、患者やケアスタッフを孤立させないために、頻繁な声がけなどにより「心のディスタンス」は広げないよう心がけていく必要があると考えています。

第3章
「ステイホーム」が認知症を増やす

1　過剰な反応による「自発的ロックダウン」

†日本人の感染に対する強い恐怖

２０２０年４月に緊急事態宣言が発令されたとき、外出自粛を要請する「ステイホーム」のアナウンスがありました。感染が蔓延している以上、これは必要なアナウンスでしたが、受け止め方は年齢によって様々でした。

私の外来に通う高齢者には、「一歩でも外に出ると感染する」と誤解する方が少なくありませんでした。日本ではロックダウンは行われなかったものの、これは患者・家族自らが行う「自発的ロックダウン」ともいえます。私は外来の診察時には必ず「よく眠れているか」「栄養をきちんと摂れているか」など体調管理上のベーシックな質問に加えて、生活の活発さについても聞きます。たとえば「散歩などの運動はしているか」「趣味活動は続けられているか」「何か楽しみはあるか」「家族以外の人たちと話す機会はあるか」「最近何か印象的な出来事があったか」などです。

そういった会話からわかったことですが、２０２０年４〜５月の第１回緊急事態宣言の時期にはほぼ100％が外出を控え、まったく外に出ないとの回答が48％と約半数で、週に1回程度、買い物に出るとの回答が32％でした。また、散歩だけは続けるとの回答は1割でした。

この時期に私は急用があり、日曜日に高速道路を走りましたが閑散としていました。全国的に自粛要請をしっかり守っていた時期ですので、認知症患者の外出が減るのもやむを得ない状況でした。しかしほとんどの高齢者がワクチンを2回接種した2021年8月以降でさえも、9割は外出を控えているとの回答でした。また、感染がほぼ収まった2021年11月でも7割は外出を減らしており、31％はまったく外に出ないとの回答でした。そのほか外出は買い物のみが54％、散歩や買い物は控えないが外食は控えるとの回答が10％でした。やはり、最初の緊急事態宣言での外出自粛がその後も習慣化しているようです。

不要不急の外出自粛要請でまったく外に出ないのは、ほぼロックダウンと同じです。我が国はそれを自発的に行ってきたわけで、これは欧米などでは見られない現象でした。

†デイサービスに対する消極的な姿勢

確かに最初の緊急事態宣言時には、デイサービスなども施設側が一時中断していましたが、再開後もデイサービスに参加しない患者は3割以上いました。このような患者がデイサービスに参加しない理由は、大きく分けると二つあります。一つは、先ほどの「一歩でも外に出ると感染する」という誤解に基づく過剰な反応でした。これは日本人ならではの自粛に対する従順さの表れ、あるいは周囲の目を気にする同調圧力のせいかもしれませんが、屋外の散歩ぐらいでは感染しませんから、これは過剰な反応であることは間違いありません。

しかし感染を過剰に恐れることについては、理解できる面もあります。それは、感染と同時に不安も蔓延しているからです。新型コロナウイルス感染で特に高齢者が重症化しやすいというのは確かに事実ですが、これは高齢者の不安をさらに掻き立てました。前述したように認知症の患者は認知機能が低下していますので、本能的になっています。特に防衛本能が強く働き、敵か味方かに敏感になりますので、介護する側も細心の注意を払い、「自分はあなたの味方ですよ」というメッセージを言葉の内容ではなく、口調や雰囲気でそれとなく伝える必要があるのです。そうでないと関わりを拒否されますが、これはなかなか大変な作業です。

デイサービスに参加しない理由のもう一つはもともと閉じこもりがちで、周囲の説得で渋々デイサービスに行くようになり、閉じこもりを回避できていた患者に閉じこもる口実を与えてしまったことです。1日中自宅にいたい人たちを外出させることは、なかなか骨の折れる仕事です。認知症が進行すると周囲の状況がわからなくなるので、外出を避ける傾向があります。それを放置しておくと社会的刺激がなくなってしまうのでさらに進行し、やがてトイレや着替えなどもできなくなり、介護が必要になって施設に入所することになります。

現代において、介護を担当できる家族が複数いるような大家族はごくまれで、特に都市部ではほとんど見当たりません。そのため、とかく家に閉じこもりがちな認知症患者ほど症状の進行が早く、施設に入所せざるを得なくなります。感染を恐れ、密を避けて閉じこもることにより、フィジカル・ディスタンスをとることがまったく不可能な介護が必要な状況となるのです。そういった方には、せめて1日に5〜10分でいいので家から外に出ることを勧めています。日本ではロックダウンは実施されませんが、それに相当するような現象が高齢者の間では起こっていたのです。

2　海外のロックダウン報告から

南米3カ国・スペイン・イタリアで起きたこと

日本では不要不急の外出を控える自粛の要請というアナウンスに過剰に反応した「自発的ロックダウン」が起きましたが、本当にロックダウンした国ではどのような状況だったのでしょうか。それらの報告から、ロックダウンによる社会的孤立が認知症患者や介護者にどのような影響を与えたかについて紹介していきます。

まず、2020年5～7月に南米の3カ国（アルゼンチン、ブラジル、チリ）で実施された調査があります(1)。ここでは認知症患者の53％に記憶機能の低下があり、37％に不安感が増加していました。こういった不安感は軽度から中等度の認知症で大きく、高度の認知症では興奮の症状が目立ちました。さらに強迫的な行動、幻覚、健忘症状の増加、食欲の変化、日常生活への支障の増加は中等度から重度の認知症患者で頻繁にみられました。介護者はこの期間中に強い疲労感を覚え、認知症患者の症状が重いほどその疲労も強かったということでした。

次はスペインからで、2020年3月から始まった5週間のロックダウンの後、認知症患者の行動心理症状とその生活の質ついての報告です。[2] 軽度認知障害（MCI）または軽度のアルツハイマー病という診断を受けた合計40人の患者のBPSDにおいて、MCIでは意欲低下が最も頻繁にみられ、その次が不安でした。軽度のアルツハイマー病では意欲低下と興奮の頻度が高く、患者の40%がロックダウン中に健康状態も悪化したとのことです。

同じくスペインのロックダウン期間についての別の報告でも、その間にMCIとアルツハイマー病患者の70%が以前の日常生活動作を維持できなくなり、60%で認知機能がさらに悪化し、15%がせん妄状態となり、13%で転倒頻度が増えました。[3] また、認知症を介護する介護者にも介護負担の変化について聞いてみたところ、41%が負担が増えたことを訴え、11%がバーンアウト（燃え尽き症候群）したとのことです。BPSDは全体的に悪化し、特に興奮、うつ状態、不安および食欲不振も悪化しました。

このようにスペインでもコロナ禍によるロックダウンの影響として、さらなる認知機能低下や認知症患者のBPSDの悪化、介護者の負担増加がみられ、十分な対応ができない医療機関の逼迫した状況も伝わってきました。

また2020年4月のイタリアの全国調査では、認知症患者のBPSDについて既存の症状の悪化が52％、新しくＢＰＳＤが出現したというのが26％でした[4]。これらの症例を緩和するため、28％で薬物の増量が必要でした。既存の症状で悪化したのは易怒性、意欲低下、興奮、不安が多く、新たに出現した症状は睡眠障害と易怒性が高頻度でした。

ＢＰＳＤの内容は認知症の種類、疾患の重症度および患者の性別によって次のように変わっていきました。不安とうつ状態はアルツハイマー病で１・４倍に増え、重症よりも軽度から中等度で多く、また男性よりも女性に多かったとのことでした。レビー小体病では幻覚の悪化が５・３倍と多く、次に睡眠障害で１・７倍でした。前頭側頭型認知症では徘徊が１・６倍と多く見られ、次が食欲の変化で１・５倍でした。疲労感や気分の落ち込みなどストレス関連の症状は介護者の３分の２が経験しており、やはり患者のＢＰＳＤが多いほどストレスも増加したとのことです。

またイタリアからの別の報告ですが、認知症96人とＭＣＩ43人についての電話アンケートでは３分の１で認知機能が悪化し、特に記憶障害と見当識障害の悪化が多く認められました[5]。そのほか半数でＢＰＳＤの増悪が見られ、半数の介護者にストレスの悪化や疲弊が見られたとのことです。

†フランス・中国で起きたこと

フランスからの報告もあります。[6] 2020年4〜6月の調査では認知症患者の43%にロックダウン中、BPSDの急激な悪化あるいは新たな発症がありました。統計解析ではBPSDが多いほど介護者の負担、不安および抑うつ気分が大きくなっていきました。

BPSDの出現に影響を与える多くの要因の中でも、環境のストレス因子は重要な役割を果たしています。ロックダウンの間は通常の日常生活とは生活状況が異なりますから、認知症患者でなくてもある程度の混乱は避けられません。特に認知症患者は認知機能が低下しているため、周囲の状況の把握や理解が難しくなります。そのためロックダウンという異常な状況に適応することは非常に困難で、その結果、認知症の症状がさらに悪化したと考えられます。

またBPSDの増加も、そういった症状の出現を防ぐために推奨されてきた社会的刺激や身体活動が大幅に制限されたことと関連している可能性があります。さらにリラックスできるコミュニティが閉鎖され、専門の医師や看護師の訪問も制限されたことから、介護者にも大きな影響がありました。患者の症状悪化に対応するためのアドバイスや心理的支援を受ける機会がなくなったため介護者の負担がさらに増加し、疲弊してうつ状態に陥ることが増えました。

さて、世界で最初に新型コロナウイルス感染者が発生した中国ではどのような状況だったのでしょう。２０２０年11月に終了した1年間のフォローアップの報告では、対象となったのは１０５人のアルツハイマー病、50人のＭＣＩおよび22人のレビー小体病患者でした。[7] ＭＣＩの42％、アルツハイマー病の54％、レビー小体病では73％で認知機能スコア（ＭＭＳＥスコア）が低下しました。また、レビー小体病の54％、アルツハイマー病の43％がＢＰＳＤのスコア（ＮＰＩスコア）を悪化させました。レビー小体病患者はアルツハイマー病患者よりも急速に認知機能が低下しました。

中国では6カ月間の厳格なロックダウン後も患者は社会的に孤立し、身体的活動が減少しましたが、この報告の特徴はアルツハイマー病とレビー小体病のそれぞれで、認知機能とＢＰＳＤに悪影響を及ぼす要因を検討したことです。その結果、アルツハイマー病患者では身体的活動減少が認知機能低下と、社会的孤立がＢＰＳＤの悪化とそれぞれ関連していました。一方、レビー小体病患者では身体的活動ではなく、社会的孤立が認知機能低下とＢＰＳＤの悪化の両方と関連していました。

†コロナ禍で浮き彫りとなる国民性の違い

これまで取り上げた報告はロックダウン中またはその後の状況についてでしたが、ここでロックダウン前後の時系列のデータを紹介します（図３－１）。これはクウェートからの

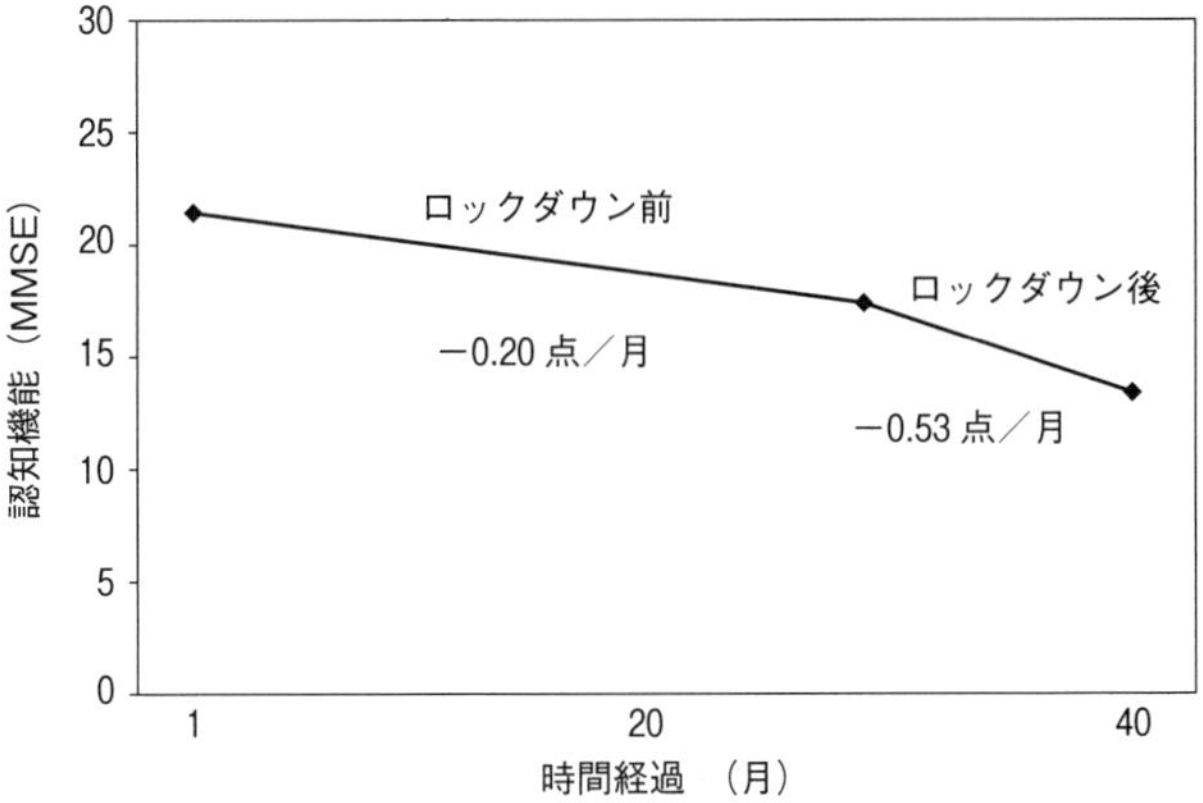

図3−1　ロックダウンと認知機能

報告で、認知症とＭＣＩ（合計36人、平均年齢71歳）を対象としてロックダウン前からロックダウン後までの認知機能をフォローし、ロックダウンの影響を調べています(8)。

　認知機能スコア（ＭＭＳＥスコア）によって推定される認知機能低下率を計算したところ、11人（31％）はフォローアップ中に認知機能が悪化しました。ロックダウン前のＭＭＳＥスコアの月間減少は0・2ポイントでしたが、ロックダウン中は0・53ポイントに増加しました。図のように、ロックダウンを境に減少率が大きくなっているのがわかります。低下した認知機能の中でも最も影響を受けたのは記憶力でした。このように、ロックダウン前後での認知機能低下の進行のスピードの比較ができるデータは貴重です。

ここでは世界からの報告の一部を紹介しましたが、ロックダウンによりMCIや認知症患者の認知機能が低下してBPSDが悪化し、介護者の負担が増加することについてはどこの国でも同じような傾向が見られました。それがコロナ禍での共通した影響といえます。

以上の報告は高齢者や認知機能が低下した人を対象としてきましたが、スコットランドでは平均年齢32歳の342人を対象として5つの認知機能関連タスクに関するパフォーマンスを調べました[9]。その結果、意思決定、選択的注意、学習能力、作業記憶という認知機能のすべてにおいて、社会性に乏しい環境で長時間過ごすことが有害であることがわかりました。つまり高齢者に限らず、強制的な社会的孤立が認知機能に明確な影響を与えたことがわかったのです。

ところが、そのコロナ禍のロックダウンや行動規制に対する反応は各国で大きく異なっていました。たとえば感染者が日本より多いヨーロッパではイギリス、オランダ、オーストリアなど各国で行動制限に対するデモが起きています。これは日本では考えられないことです。ロックダウンは、感染対策として命と健康を守るために必ずしも間違った措置ではありませんが、感染対策よりも自由を優先する行動は、自由を命がけで手に入れた歴史をもつ国ならではの姿かもしれません。コロナ禍が国民性も浮き彫りにしたとも言えるでしょう。

3　社会的な不活発による認知機能の低下と生活障害の加速化

†コロナ禍による行動の変化と不安の増加

　では、ロックダウンや外出自粛の何が問題だったのでしょう。海外の報告にもありましたが、行動制限による影響としては身体的運動の不足、社会的活動参加の不足、周囲とのコミュニケーションの不足、周囲からの支援の不足やその環境に対する不安感の増加などが挙げられるでしょう。ここでは特に、社会的な側面が認知機能に与える影響を中心に考えてみたいと思います。

　当センターで２０１７年９月から11月に認知症の予備軍の軽度認知障害（ＭＣＩ）と診断された38例を12カ月ごとに２０２１年までフォローしました（図３－２）。２０１７年から２０１９年までは平均値の変化に有意差はありませんでした。２０１８年は前年と比較して、若干改善していたほどです。当センターではＭＣＩでも認知症でも必ず生活指導をしていますし、診察する度に生活の状況を確認していますので、生活指導の効果がみられていると考えていました。

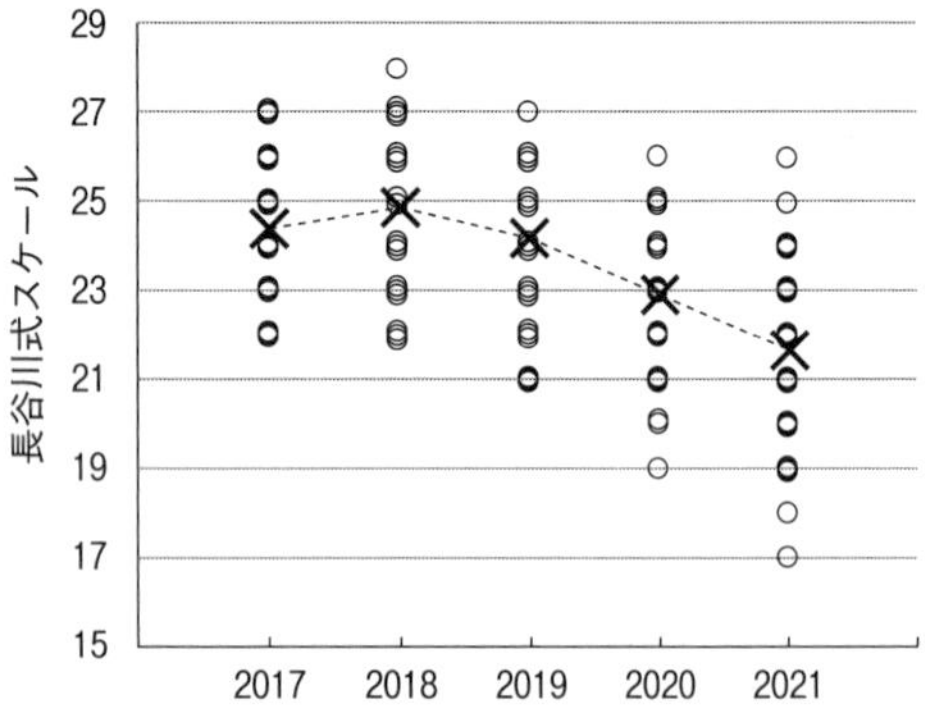

図3－2　軽度認知障害（MCI）の認知機能スコアの推移

MCIの15%以上は1年間に認知症に進行するとの報告がありますが、2017～18年では1人も認知症にならず、2017～19年の2年間でも認知症に進行したのは3人でした。これは2年間で7・9%の進行率ということになります。しかし2019年から2020年にかけては認知機能の低下がみられ、この間に新たに認知症に進行したのは8人で22・9%になってしまいました。

さらに2020年と2021年の比較でも低下がみられ、新たに8人が認知症となりMCIからの進行率も29・6%まで上昇しました。測定は9月から11月の間で、2020年は緊急事態宣言の後になりますので、外出自粛要請の影響があったと考えられます。

そこで38例の患者が2020年9～11月に受診した直前の1週間にどのような行動をしていたかをなるべく簡潔に分類してみました（図3－3）。1週間に①外出する日はなかっ

2020年9～11月の1周間あたり		外出した日数				
		①外出なし	②）1～2日	③3～4日	4）ほぼ毎日	合計
会話した人数	ⓐいない	7人	0人	0人	0人	7人
	ⓑ1～2人	7人	4人	4人	2人	17人
	ⓒ3人以上	0人	2人	5人	7人	14人
	合計	14人	6人	9人	9人	38人

図3－3　MCIの社会的活発さ評価

た、②1～2日は外出、③3～4日は外出、④ほぼ毎日外出するという4段階です。外出に積極的な③と④は計18例、消極的で閉じこもりがちな②と①は計20例でした。ちなみに、まったく外出しない「自発的ロックダウン」といえる①は14例で、36・8％を占めました。ただし、毎日外出した人でも、外出時間を以前より短くしていましたので、多少は外出を控えていたようです。③と④では2019年から2020年の1年間で、長谷川式スケールは0・56ポイントとわずかに減少しました。②と①では1・75ポイント減少し、③と④のグループとの有意差もありました（p＝0.004）。したがって、外出頻度が少なければ少ないほど認知機能が低下すると言えるでしょう。

また、外出に積極的な③と④では2018～19年の変化量と2019～20年との変化量に有意差はありませんでした（p＝0.57）。つまり、このグループはコロナ禍の影響をあまり受けなかったと言えます。さらに会話の対象の人数も加味してみました。1週間に会話した対象をⓐいない、ⓑ1～2人、ⓒ3人以上に分けてみると、ⓒ3人以上とⓑ1～2人では認知機能にまったく有意差がありませんでした

（p＝0.63）。ところがⓑ1～2人とⓐいないでは明らかにⓐで認知機能が低く出ました（p＝0.003）。やはり、話し相手がいないのと少人数でもいるのとでは大きな違いが出ました。

さらに、この会話対象の人数と先ほどの外出日数とを組み合わせて図を作ってみました（図3－3）。極めてシンプルですが、社会的な活発さのわかりやすい指標にはなると思います。ゼロの項目がいくつかありますが、ほぼ毎日外出する人で会話しない人がいないのは当然と言えます。それとは逆に、外出しない人で3人以上会話する人もいませんでした。外出なしで1～2人という場合の会話の対象はほとんど家族でした。外出なし・会話対象なしでは2019～20年の長谷川式スケールのポイント減は2・21でした。一方でほぼ毎日外出し、会話対象が3人以上いる場合は0・14のポイント減で、統計解析する人数は少なくても有意差が出ていました（p＝0.005）。以上から、外出や会話のようなベーシックな社会的活動が認知機能に与える影響は大きいと言えそうです。

✝脳の血流に現れる変化

さて、そのMCIの脳血流を核医学検査の一つである脳血流SPECTという方法で測定し、2019年から2020年にかけての変化を調べてみました。なぜなら脳血流は脳

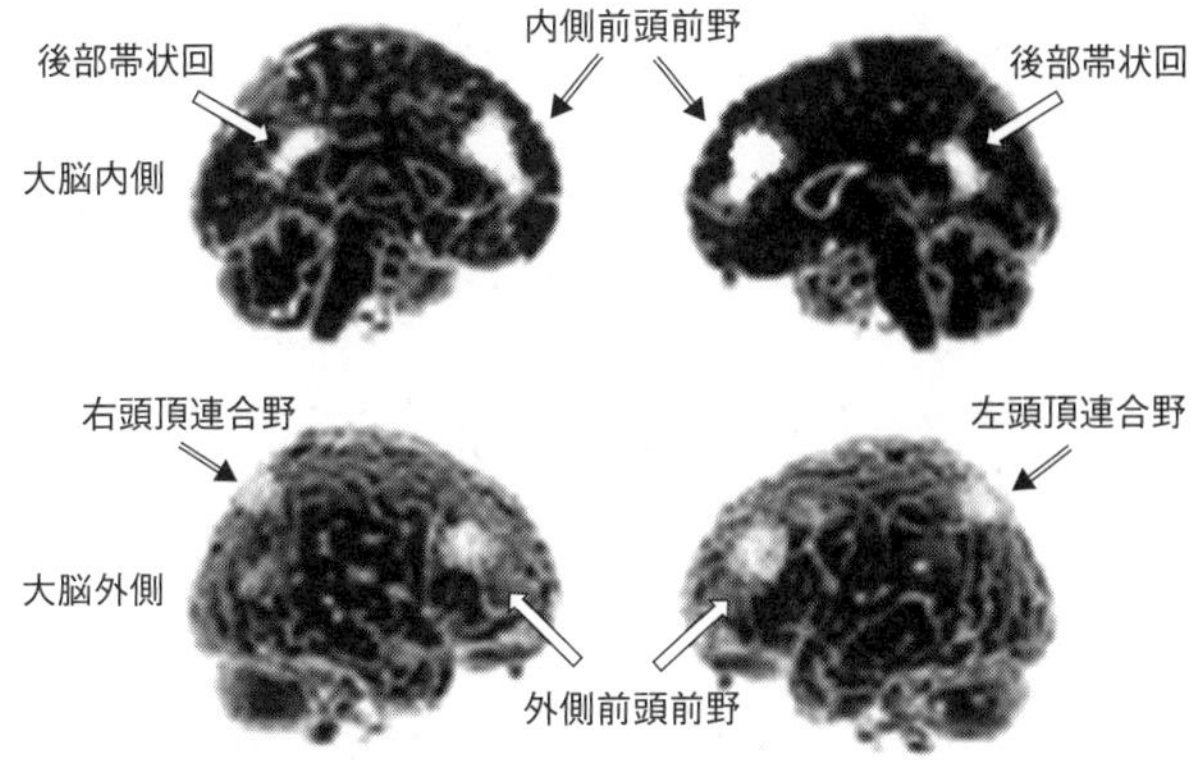

図3－4　MCIのステイホーム前後での脳血流の変化
（血流減少部位は白く表示）

の機能を反映することがわかっているからです。
その結果が図3－4です。

まず目立つのは、前頭葉の内側の内側前頭前野での血流減少です（隣接する前部帯状回の一部でも減少しています）。そして後部帯状回、外側前頭前野、頭頂葉の後部にある頭頂連合野という部位でも血流減少がみられます。

内側前頭前野と前部帯状回にはさまざまな機能がありますが、共感や相手の立場で物事を考える「心の理論」の中枢でもあります。したがって社会でスムーズに生きていくためには必須の部位で、社会性と密接な関係があります。この部位の血流が減少していることは、社会的に孤立している影響と考えられます。また、後部帯状回と頭頂連合野はアルツハイマー病で最初に血流が減少する部位です。ここが経時変化として減少していることは、病気の進行を意味します。この部位の血流が減少して認知機能が低下したとも言えます。

それから、両側の外側前頭前野でも血流が減少していました。この部位は実行機能との関わりが深いので、実行機能の低下を反映していると考えられます。以上の所見をまとめると、社会性の低下とともに疾患も進行したということになります。

†海外の2つの研究成果

当センターのデータから以上のような結果が導き出されましたが、38例というのは解析のサイズとしては小さいので決定的というわけではありません。そこで海外の報告も見ていきたいと思います。

まずは、米国シカゴからの老年期における社会的活動と認知機能についての報告です[10]。平均年齢80歳の認知症のない838人の高齢者の認知機能と社会的活動の指標との関係を調べました。高齢者がより頻繁に社会活動に参加し、豊富な社会的支援を受けられることは、より高いレベルの認知機能に関連していました。認知機能を構成する項目に関しては作業記憶、視空間認知ともに社会活動参加、豊富な社会支援との関係が認められましたが、エピソード記憶、意味記憶は社会活動の参加のみと関係がありました。

さらにこの研究の続報として、高齢者の最大12年間のフォローアップ（平均5・2年）による社会活動と認知機能の関連を経時変化で調べました[11]。社会的活動スコアが1ポイント上昇すると、全般的な認知機能の年間低下率が47％減少します。低下率が減少するわけですから、認知機能が低下しにくくなるということです。

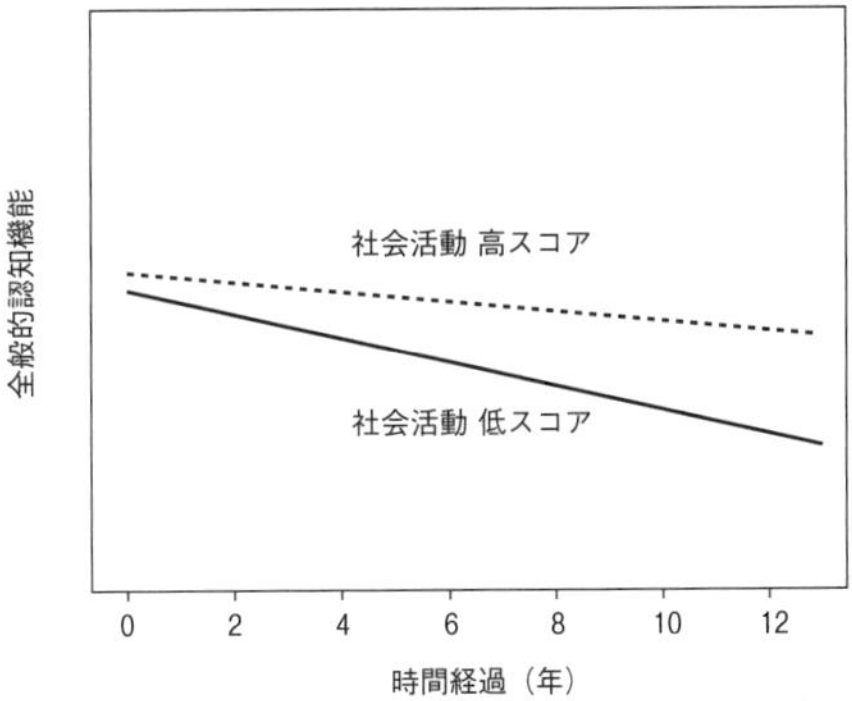

図3－5　社会活動と認知機能の関係

社会的に活動的でない人（スコア＝1.83）は、社会的活動が活発な人（スコア＝3.33）と比較すると、全般的な認知機能の年間低下率は2倍以上になっていました。つまり社会的に活動的でない人のうち、長期間のフォローの間にかなりの人数が認知症を発症したことになります。また、社会活動は知的活動と身体活動の両方と相関していました。高齢になってからでも、社会活動に積極的に参加した群（社会活動高スコア）の認知機能全体の推定減少は、あまり社会参加しなかった群（社会活動低スコア）の減少よりも緩やかでした（図3－5）。

スウェーデンからの報告では、社会的つながりが認知症の発生率に影響を与えるかどうかを調べています[12]。ストックホルム在住で正常な認知機能を持つ75歳以上の高齢者1203人のコミュニティを3年間追跡し、その間に176人が認知症と診断されました。

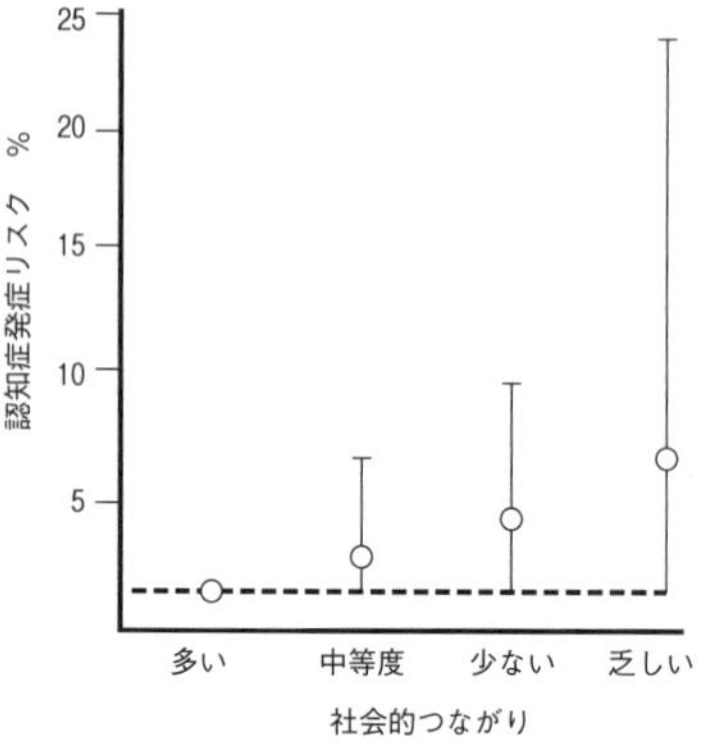

図3-6 社会的つながりと認知症発症リスク

社会的つながりに含まれる項目には「ひとり暮らしか、それとも家族と暮らしているか」「子どもとの関係は親密かどうか」「友人との関係はどうか」などが含まれ、会う頻度などで社会的つながりの強さや豊富さの程度を図3-6のように「多い」から「乏しい」までの4段階に分けています。

その結果ですが、独居の高齢者や密接な社会的関係を持たない人はいずれも1・5倍の認知症を発症するリスクを有していました。また誰かと一緒に住んでいる既婚者と比較して、独身者とひとり暮らしの人は1・9倍のリスクを有していました。社会的つながりが若干限られた場合でも、そのようなつながりに本人が満足している場合、認知症のリスクは増加しませんでした。すべての要素をインデックスに組み合わせると、不十分で限られた社会的つながりは認知症のリスクを60％増加させ、4段階の社会的つながりの程度と強い相関関係が見られました。このように、豊富な社会的つながりは認知症の発症予防に有効であるということがわかります。

以上、海外の二つの報告を紹介しましたが、どちらも大きなサイズの研究ですので、社会的な活動やつながりの不足は認知症の発症と関係があると考えてよいでしょう。

4　隔絶された環境では脳が萎縮する

†極地の長期滞在が及ぼす心身への影響

コロナ禍では高齢者が社会的に孤立することが増え、それと同時に認知症も増加し、患者の症状も悪化しました。そして、社会活動が減少することが認知症のリスクになることを示しました。では、コロナ禍以上に社会的に隔絶された環境における影響はどのようなものか、極地での長期滞在についての多くの報告を検証した総説がありますので、紹介します。

南極のような極寒で日光が不足し、限られた空間に閉じ込められる環境での長期滞在は当然のことながら、個人の健康と精神状態に大きな変化を引き起こす可能性があります。ここでは2000年1月から2010年8月にかけて掲載された南極観測隊についての心理的影響に関する11カ国からの44の研究報告を分析しました[13]。

すべての研究は、極地遠征者に心理的な悪影響があったという点で一致していました。頻繁にみられた症状としては認知機能障害（64％）、うつ病と気分の落ち込み（57％）、不安（48％）およびイライラ感（45％）でした。認知機能の低下の要因はいくつかあり、判明した範囲では睡眠障害、ホルモン変化、ストレスおよび疲労、適応障害などでした。

睡眠障害は南極での生活によるストレスへの適応の難しさを示しています。睡眠障害で多かったのはなかなか寝付けない、中途覚醒のために長時間眠れないという症状で、明らかな不眠症も報告されました。

極寒の孤立した環境は、南極滞在中の最も大きなストレスの一つとして84％の研究で指摘されています。限られた集団と閉鎖された居住空間による社会的および物理的な孤立が、人間の適応能力を超えることがあっても不思議ではありません。これは心理的健康にも影響を及ぼし、より深刻な精神症状や環境への不適応をもたらします。また、こういった極地環境は個人およびチームでの作業パフォーマンスを損なう可能性があると報告されています。

†社会的孤立による脳の機能低下

このように長期間隔絶された状況で脳の機能が低下することに注目が集まりました。社会的孤立や単調な生活は人間の脳にどのような影響を及ぼすのか。それは機能的な影響にとどまるのか、それとも器質的影響をも及ぼすのか。

その点についてはこれまで、動物を用いた研究はありました。単調な環境に置かれた動物では、特に海馬の歯状回における新しい神経細胞の生成が減少しており、長期の孤立が脳を部分的に萎縮させるような有害な影響を及ぼすことがわかっていました。そこで、極寒のため長期にわたる身体的および社会的孤立が避けられない極地観測の前後での脳の容積の変化について調査が行われたのです(14)。

その内容ですが、ドイツのノイマイヤーⅢという南極観測基地で14カ月間、観測の任務についていた9人の極地観測隊(5人の男性と4人の女性)が対象でした。彼らの平均年齢は33歳でいずれも優秀な若者たちです。南極への遠征前後に彼らの脳のMRIを高精度で撮影し、詳細な画像データを取得しました。そのデータから特殊なソフトを用いて大脳の灰白質や海馬など脳の各パーツを取り出し、遠征前後での体積の変化を測定しました。また、遠征前と南極での活動中、そして遠征後の隊員の認知機能と脳由来神経栄養因子(BDN

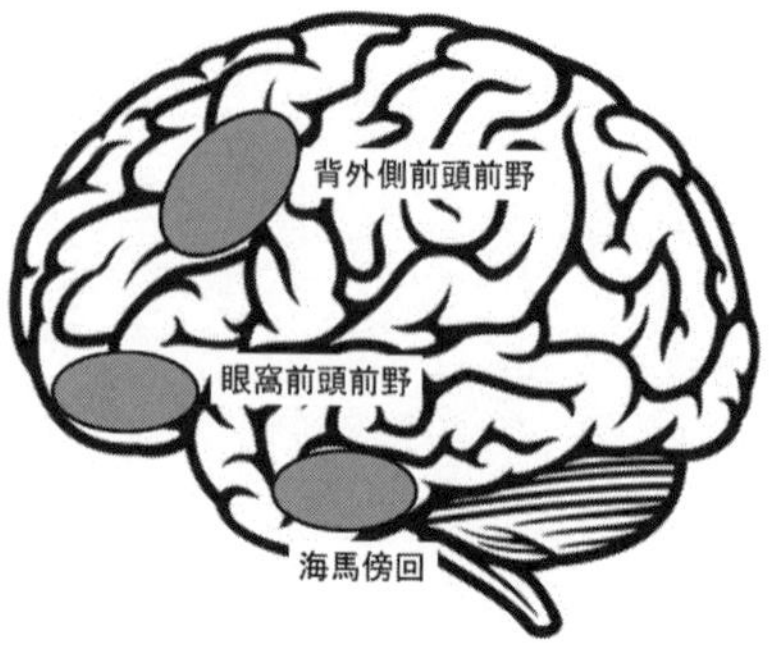

図3－7　南極遠征中に萎縮した部位

F）濃度も測定しました。

脳画像の変化ですが、遠征前と後では海馬歯状回の体積が平均7・2％減少していました。この7％以上の萎縮は非常に大きな変化です。

隊員たちの海馬以外の体積の減少は海馬傍回で3・84％、背外側前頭前野で3・33％、眼窩前頭葉で2・99％でした（図3－7）。注目すべきは人間の認知機能の中心である前頭葉でも体積の減少、つまり脳萎縮が見られたことです。

また、南極に遠征して最初の4カ月で血清BDNF濃度は遠征前の濃度よりも低くなっていました。それは遠征終了後1・5カ月経過しても回復は見られず、平均45％も減少していました。BDNF濃度の遠征後の減少は、海馬歯状回の体積の減少と有意な相関関係がありました。つまりBDNFが低下するにつれて海馬歯状回の萎縮が進むということになります。BDNFは空間認知能力・選択的注意力のテストでの認知機能低下とも関連していましたが、そのほかの認知機能とは統計的に有意な関係は見つかりませんでした。

以上の報告から、物理的および社会的環境の変化は脳の容積を変化させ、影響を与えることがわかりました。そして極地任務の特徴、つまり閉鎖された仕事・居住空間、多様な自然環境からの刺激の欠如、長期間小さなグループで過ごすことによる社会的相互作用の制限はＢＤＮＦ濃度を低下させました。それを媒介として脳の萎縮を起こしている可能性があるということです。若い健常なグループでさえ、認知機能の中心的な役割を担う海馬や前頭葉が萎縮するという報告は極めてショッキングでした。

人間の海馬歯状回も脆弱で、他の海馬の部位と比較しても動物実験と同じような傾向が見られました。海馬の歯状回は脳の中では珍しく、大人になっても増殖する部位です。環境次第で増減することから、脳には多様性に富んだ生活環境が必要であると教えてくれる部位とも言えます。

もう一つこの報告で注目すべき点は、身体的および社会的に隔絶された環境で脳が萎縮してしまった隊員たちは高齢者ではなく、βアミロイドなどのアルツハイマー病の病原物質が蓄積する前の若い健常者であったということです。つまり同じ場所に同じ人とばかりいる多様性のない環境では、毎日仕事をしている若い健常な脳でさえも萎縮したのです。ましてて高齢者が閉じこもるとどうなるかは容易に想像がつきます。

この報告からさらに読み取れることは、閉じこもりが改善されないまま効果を発揮する認知症治療薬は永久に出てこないということです。健常な若い脳を萎縮させる環境では、現在使用できる脳を活性化する認知症治療薬も、将来世に出るはずの病原物質を取り除く根本的な治療薬も効果が期待できないというわけです。治療薬以上に生活環境やライフスタイルがいかに重要かを教えられる報告でした。

5　対策は「つながり」の修復から

†コロナ禍の認知症予防対策における4つの主要テーマ

ここでは改めて、どのように認知症対策の体制を立て直していくか、そしてコロナ禍の今でもできることについて考えてみたいと思います。

まずはつながりを回復し、患者と介護者である家族を孤立させないことが最優先です。ここでもまた、感染予防に必要な距離を取ることと患者家族への支援、患者の社会性を維持するための連帯という二律背反を克服せねばなりません。

ではどのような方法で取り組んでいけばよいのでしょうか。それについて広島大学、日本老年医学会、日本認知症学会、日本老年精神医学会が共同で行ったアンケートを用いた研究報告を見ていくことにします[15]。ここでは119の認知症疾患医療センターの合計214人の専門家が回答しました。

データ分析から4つの主要なテーマが浮かび上がりました。（A）感染を予防しながら日常生活を継続するためのサポート、（B）感染予防策の不利な影響を緩和するための支援、（C）感染した認知症患者に対する意思決定支援と治療、（D）認知症患者が一緒に暮らすためのコミュニティ構築です。

このうち最初の3項目はいずれも感染関連の問題についての支援でした。その結果をもとに次のように、医療・介護施設、行政（国、都道府県、自治体）、認知症患者とその家族を支援する地域社会の役割を明示しています。

（A）感染防止を目的とする日常生活の継続支援

医療・介護施設の役割

①認知機能と日常生活のレベルに基づく感染予防に関する正確かつ簡潔な情報の提供
②感染予防に伴う介護サービスの柔軟な継続
③認知症患者とその家族のための相談サービスの確立

行政、都道府県、自治体の役割

①感染予防に関する教育
②家族のケアと日常生活への支援
③感染管理ガイドラインの策定と地域ケアサービス継続支援
④検査システムの改善

（B）感染予防の不利な影響を軽減するための支援

医療・介護施設の役割

①自宅滞在中の身体機能や認知機能の低下を防ぐための認知症患者とその家族向けガイダンスと、認知症患者の日常的な機能と症状評価

医療施設の役割

①認知症患者の機能低下防止を支援する医療・介護スタッフのガイドライン策定
②関連組織やコミュニティとの情報の連携と統合（特にリスクの高い認知症患者）
③第一線で働く感染のリスクに直面している職員のための心理的支援とアウトリーチサービスの継続

コミュニティの役割

①身体的な距離を確保した非公式サービスの継続
②住民・関係団体との情報共有

（C）感染した認知症患者の意思決定支援と治療

医療・介護施設の役割

①患者とその家族に対して、感染と孤立に伴う機能低下のリスクを説明し、意思決定を支援する

②感染の拡大の防止と感染のモニタリング

†感染予防と症状の進行防止のはざまで

まず（A）の「感染防止を目的とする日常生活の継続支援」ですが、認知症患者にとって感染を予防することと同じぐらい重要なのが感染に対する不安を減らし、孤立感をなくすことです。そのためにまずは、正しい情報の提供を行っていくことが重要です。テレビを中心とした報道にはどうしても、視聴者を引き付けるために劇的な演出が混じりますので、必要以上の不安をあおることになりかねません。それが前述した「自発的ロックダウン」の原因となるのです。

幸い、２０２１年からはその前年に見られたような電話再診はなくなりましたので、来院された患者・家族にはどの程度の予防をすればいいかを説明しています。また、ワクチン接種も安心材料になりますので、積極的に打つように伝えています。この報告では感染

リスクや感染対策に関する勧告について、認知機能に適した方法で、つまり簡潔かつ具体的に患者に伝えることが重要であると書かれています。

そして「外出してはいけません」とは決して言わず、たとえば「近所を散歩するのはよいことです」と伝えながらも「あまり長い間、近距離で話すことはやめてください」と伝えておく必要があります。また、これは（A）の②に関わることですが、介護サービスを中断なく提供するためには、現在のシステムをなるべく小規模なグループあるいは個別とし、インターネットや電話を介して遠隔でサービスを提供できる、より柔軟なシステムに移行する必要があります。感染状況に合わせて対応していくという意味においても柔軟さが必要で、これも簡単なことではありませんが、できるだけ工夫していく必要があります。

同じく（A）の「国、都道府県、自治体の役割」の②「家族のケアと日常生活への支援」と③「地域ケアサービス継続支援」ですが、これは③が改善しなければ②が成り立たなくなります。②は介護者である家族の負担を減らすことを意味しますが、患者がデイサービスなどを頻繁に利用できるようにして、介護者である家族が介護から離れられる時間を作る必要があります。そうすることで体を休めて疲労回復させ、気分転換で精神的にリフレッシュできるようにしていくのです。

こういった負担の軽減により、バーンアウト（燃え尽き症候群）も防ぐことができます。

そのためには、感染を避けられる程度に余裕をもって患者を受け入れられるような地域ケアサービスへの支援が欠かせません。地域ケアサービスが疲弊して立ち行かなくなると、「新オレンジプラン」のケアパスも実質的な意味合いがなくなり形骸化します。そもそもケアパスは症状の進行を予防し、同時に家族の負担を減らすためのものです。

（B）「感染予防の不利な影響を軽減するための支援」の「不利な影響」とはまさしくステイホームで認知症が増えたり症状が悪化することで、それを避けようとする支援です。「医療・介護施設の役割」の①「自宅滞在中の身体機能や認知機能の低下を防ぐための認知症患者とその家族向けガイダンスと、認知症患者の日常的な機能と症状評価」ですが、マスク着用の上での散歩や脳トレなどの指導は必要です。

また「医療施設の役割」の②には「関連組織やコミュニティとの情報の連携と統合（特にリスクの高い認知症患者）」とありますが、高リスク患者や困難事例についての情報共有は重要です。当センターの担当地域でもこの2年間で、医療機関や介護事業所間ではWEB会議がかなりスムーズに開催できるようになりましたが、やはりコロナ禍以前の「ともにいる」という感覚からは程遠いのが現状です。WEB会議で意思疎通ができるのも、コロナ禍以前にコミュニケーションが成立していたからだと実感しています。

そして③「第一線で働く感染のリスクに直面している職員のための心理的支援とアウト

リーチサービスの継続」も重要です。対応で疲弊している職員が少なくないので、まずは優先的なワクチン接種と感染防御の正しい知識、防護服などの物質的な支援が必要です。

同じく（B）の「コミュニティの役割」の②に「住民・関係団体との情報共有」とありますが、もし数日姿を見かけない高齢者がいらしたら気にかけて、できれば「お元気ですか。具合はどうですか」などと声をかけていただきたいと思います。こういったちょっとした声がけで、フィジカル・ディスタンスはあっても「心のディスタンス」は広がらなくなります。

この報告の中では詳しく掘り下げられていませんでしたが、（D）「認知症患者が一緒に暮らすためのコミュニティ構築」についても触れておきます。アンケートでこの項目が立てられたのは、回答された専門家の方々が日頃からこれを問題視していることの表れで、私もまったくもって同感です。

コミュニティ構築には高齢者に優しい居場所というハード面での整備が必要です。たとえばエレベーターなしの5階建ての団地に住む高齢者では外出も難しく、実際にそのような高齢者に優しくない地域がいくつもあります。

バリアフリーで見守りのあるコミュニティ構築は行政の役割で、資金的にも地域の医療介護連携や住民だけで実現できるものではありません。新旧の「オレンジプラン」は地域医療や社会資源の質の向上と機能的な連携で認知症に対応していこうとする戦略ですが、患者の住環境まで改善することは難しいのが現状です。セーフティー・ネットとしての居場所となる住宅や施設をバリアフリーにし、しかも十分な数を準備しなければ、「なるべく長く住み慣れた街で」と謳うプランは独居限界、自宅での介護の限界が訪れたときに破綻します。つまりプランは最後の部分で完成しないことになり、新旧「オレンジプラン」の弱点はそこにあります。

やはり、住み慣れた街に最後まで暮らせるハード面での環境づくりは行政が行うべきですし、その責任があるはずです。そのようなセーフティー・ネットが存在して初めて、コミュニティの再構築が可能になりますし、患者・家族そして認知症患者を支える医療介護に携わる職種の誰もが安心して支援に当たることができるのです。

この研究報告では感染予防を考慮しながらも、認知症にとって不利な状況を回避していくことの重要性が簡潔に示されています。そしてそれぞれの項目は、コロナ禍にあっても何とかしてつながりを保つことを目ざしたものと見えます。

元来、私たちが取り組んできた対策の根幹にあったのはつながりの構築でした。つまり患者と医療機関、患者とケアスタッフ、家族と医療機関、家族とケアスタッフ、医療機関同士、医療機関と介護事業所など多様で多職種を含む連携です。その多様な連携はコロナ禍でダメージを受けましたが、それでも可能な範囲でつながりを維持し、あるいは再建し、ポストコロナではさらに強固なものにしていくことが求められているのです。

(1) Azevedo L V dos Santos, et al. 'Impact of Social Isolation on People with Dementia and Their Family Caregivers'. JAlzDis. 2021 : 607–617.

(2) Lara B, et al. Neuropsychiatric symptoms and quality of life in Spanish patients with Alzheimer's disease during the COVID-19 lockdown. Eur J Neurol. 2020; 27 (9): 1744–1747.

(3) Barguilla A, et al. Effects of COVID-19 Pandemic Confinement in Patients With Cognitive Impairment. Front Neurol. 2020; 11: 589901.

(4) Cagnin A, Bruni AC; SINdem COVID-19 Study Group. Behavioral and Psychological Effects of Coronavirus Disease-19 Quarantine in Patients With Dementia. Front Psychiatry. 2020; 11: 578015.

(5) Canevelli M, et al. Facing Dementia During the COVID-19 Outbreak. J Am Geriatr Soc. 2020; 68 (8): 1673–1676.

(6) Pongan E, et al. 'COVID-19: Association Between Increase of Behavioral and Psychological Symptoms of Dementia During Lockdown and Caregivers' Poor Mental Health'J Alz Dis. 2021 : 1713–1721.

(7) Chen ZC, et al. The Impact of the COVID-19 Pandemic and Lockdown on Mild Cognitive Impairment, Alzheimer's Disease and Dementia With Lewy Bodies in China: A 1-Year Follow-Up Study. Front Psychiatry. 2021; 12: 711658.

(8) Ismail II, et al. Association of COVID-19 Pandemic and Rate of Cognitive Decline in Patients with Dementia and Mild Cognitive Impairment: A Cross-sectional Study. Gerontol Geriatr Med. 2021; 7: 23337214211005223.

（9） Ingram, J. 2021, 'Social isolation during COVID-19 lockdown impairs cognitive function', Applied Cognitive Psychology.
（10） Krueger KR, et al. Social engagement and cognitive function in old age. Exp Aging Res. 2009; 35（1）: 45–60.
（11） James BD, et al. Late-life social activity and cognitive decline in old age. J Int Neuropsychol Soc. 2011; 17（6）: 998–1005.
（12） Fratiglioni L,et al. Influence of social network on occurrence of dementia: a community-based longitudinal study. Lancet. 2000; 355（9212）: 1315–9.
（13） Zimmer M, et al. Psychological changes arising from an Antarctic stay: Systematic overview. Estudos de Psicologia. 2013; 30（3）; 415–423.
（14） Stahn AC, et al. Brain Changes in Response to Long Antarctic Expeditions. N Engl J Med. 2019; 381（23）: 2273–2275.
（15） Kazawa K, et al. Experts' perception of support for people with dementia and their families during the COVID-19 pandemic. Geriatr Gerontol Int. 2022; 22（1）: 26–31.

第4章 脳への直接的影響

1　急性期の脳障害

†新型コロナウイルス感染と神経症状

　ここまで、コロナ禍が高齢者を社会的に不活発にし、間接的に認知機能を低下させることについて述べてきました。この章では、新型コロナウイルスの感染が直接脳に与える影響について考えていきたいと思います。恐ろしいことに、このウイルスが思いのほか脳に感染して様々な症状を引き起こし、ときに致命的な影響を与えることがわかってきました。

　新型コロナウイルス感染により神経症状が出現するという現象については、２０１９年に中国・武漢で最初に報告されました(1)。２０２０年1月16日から同年2月19日までのデータでは、平均年齢53歳の２１４人の患者のうち78人の患者（36％）で神経症状がみられました。重症の感染者ではより頻度が高く、46％です。ほとんどの神経症状は病気の初期に起こりました。

　神経症状は実に多様で、中枢神経系の症状（めまい、頭痛、意識障害、急性脳血管疾患、運動失調）、末梢神経系の症状（味覚障害、嗅覚障害、視力障害および神経痛）、骨格筋損傷がみられました。重症の感染者の神経症状は急性脳血管疾患、意識障害、骨格筋損傷などでした。この武漢の中枢神経障害のデータは、その後の各国からの報告よりは比較的低い頻度でした。当初は重症化する肺炎に注目が集まっていたのが一因かもしれませんが、それ以降は脳障害に関する報告が増加します。

感染と神経症状との関連については、アンギオテンシン変換酵素2（ACE2）という細胞膜に存在するタンパク質が新型コロナウイルスの受容体として同定されました。ウイルスの感染には細胞表面に存在する受容体との結合が必要です。ACE2は神経系および骨格筋などに存在しますので、この受容体の神経症状における役割は大きいと考えられます。

その後も神経症状には注目が集まり、米国ワシントン州の病院からの2020年2月20日から同年5月4日の入院患者404人の神経学的症状の報告があります。[2] この病院は米国で新型コロナウイルス患者の死亡例を報告した最初の病院で、神経学的所見は295人でみられ73%にのぼりました。そのうち中枢神経症状は204人（52%）でみられ、多い順に精神症状、頭痛、めまいでした。

米国ミシガン州からの報告もあり、こちらは2020年3月1日から同年5月31日の間に集中治療室に入院した比較的重度の148人の患者を対象としています。[3] せん妄は平均年齢58歳の73％の患者で認められ、その持続期間は4～17日で中央値は10日でした。さらに、入院中にせん妄を発症していた患者の中で退院後の調査をしたところ、24％は自宅に退院した後にもせん妄が出現しました。また、23％は認知症を疑わせる持続した認知機能障害がみられ、12％は退院後2カ月以内にうつ状態と診断されています。せん妄は70歳以上の高齢者で出現しやすいことは知られていますが、平均年齢58歳の中高年でもせん妄を起こし、それが退院後も遷延するという現象が注目されました。

そして、スペインからの報告ですが、2020年3月に入院した新型コロナウイルス感染と診断されたすべての患者を体系的に見直しました(4)。平均年齢66歳の841人の患者のうち、57％が何らかの神経症状を発症しました。たとえば、筋肉痛、頭痛、めまいなどの非特異的症状のほとんどが、感染初期段階で存在していました。嗅覚障害と味覚障害は早期に発症しやすく（最初の臨床症状として60％）、軽症例で頻度が高い傾向がありました。意識障害やせん妄は、主として高齢患者や重度例で発症しました。

†神経症状のメカニズム

急性期にはコロナ感染症例の約20～70％が何らかの中枢神経障害を起こしており、脳血管障害、頭痛、意識障害、せん妄、めまいなどを引き起こしています。特に集中治療室の重症患者の約70％にせん妄が出現することも判明しました。これに関しては感染予防のため、患者の日用品を院内に持ち込むことができなかったり、家族の面会が制限されたりしたことの影響もあったでしょう。

医療スタッフ側としては防護服の不足などの理由で、せん妄防止のためのプロトコルがあっても普段のようには実行できなかったという事情があり、それがせん妄が多く見られた要因とも考えられます。それから退院後も続く症状があり、そこではせん妄や認知機能障害があります。持続する認知機能障害については、後に長期後遺症のところでも触れることになります。

米国のメイヨー・クリニックでは感染症で入院中の患者について、神経損傷の生物学的指標であるバイオマーカーを調べています⑤。ここでは血液中の神経線維フィラメント軽鎖（ＮｆＬ）というタンパク質を分析しました。このＮｆＬは神経軸索にしかないタンパク質ですので、これが血中に漏れ出ていることは神経軸索が損傷していることを意味します。

１４２人の入院患者から採取した血清ではＮｆＬは正常値よりも上昇していました。さらに、血清ＮｆＬの検出量は疾患の程度と関係していて、レムデシビルで治療された患者１００人においては血清ＮｆＬが減少する傾向も見られました。このように重症度、治療の有無と神経損傷には関係があり、感染すると神経系に損傷を与えることの間接的な証拠になります。逆にNfLが低ければ、レムデシビルの治療が有効であることが実証できます。

†いかにして脳に感染するのか

新型コロナウイルスの脳への感染ルートですが、まず鼻粘膜上皮にはこのウイルスの受容体であるACE2が存在し、そこにウイルスが到達するとACE2と結合して嗅覚神経細胞内に侵入し、嗅覚障害を起こすと想定されています。実際、症状が出現した人の85%で嗅覚障害がみられています[6]。その約半数では防御機構が感染を抑えて早期に嗅覚が回復しますが、残りの患者ではウイルスが嗅覚神経から脳内に侵入し、最終的には脳幹に達し、重度の呼吸不全を引き起こします。その場合の多くは呼吸困難の自覚がありません。また、このウイルスは血管内皮細胞に存在するACE2受容体にも結合し、血管内皮で炎症を引き起こします。感染治療中に発症する脳卒中は、この血管内皮炎によって生じる血栓が原因であると考えられます。

ACE2受容体の同定からさらに、ニューロピリン-1(NRP1)というタンパク質も新型コロナウイルスの受容体であることがわかりました[7]。NRP1は呼吸器系、鼻粘膜上皮、神経系に豊富に存在します。ウイルスの細胞内侵入を媒介するACE2の役割に加えて、NRP1はウイルスの感染性を高める作用をしていて、同じウイルスの受容体でも役割は異なるようです。

感染した脳のどこに新型コロナウイルスが多く存在するかを調べるために、脳でのこのウイルスのRNA量を測定した報告もあります[8]。新型コロナウイルス感染で亡くなった33人の脳でRT－PCR（DNAではなくRNAを検出するPCR検査）によりウイルスRNA量を評価したところ、11人から中枢神経、特に嗅覚神経と脳幹でウイルスRNAが多く検出されました。

ここで注目すべきは、中枢神経におけるウイルスRNAの量は亡くなるまでの罹病期間と逆相関していたことです。罹病時間の短さは高いRNA量と関連し、罹病期間の長さは低いRNA量と関連していました。つまり、中枢神経への感染が強いことは死亡リスクを高めることになります。新型コロナウイルス感染は肺炎で死亡するイメージがありましたが中枢神経、特に脳幹への感染は致命的と考えられます。

†知られざる脳感染の恐怖

このように、新型コロナウイルスによる脳感染の実態が徐々にわかってきました。ここで新型コロナウイルス感染患者における呼吸症状と脳病変との関連についての総説を紹介します。[9] 2021年2月までの新型コロナウイルス感染患者の脳に関する27の報告によると、神経病理学的変化は134人の患者のうち78人の脳幹で観察されました。実に亡くなった方の半数以上で脳幹病変が存在したことになります。

新型コロナウイルスについては、脳幹の血管障害または低酸素病変をもつ患者と比較して、脳幹にグリア細胞浸潤（グリオーシス）とリンパ球浸潤を示した患者のほうがはるかに高く検出されました。これは重要な所見です。新型コロナウイルス感染症の脳幹病変は重症肺炎に伴う低酸素による非特異的かつ間接的な所見との見解もありますが、脳幹病変を示した患者でウイルス検出が多かったことは、感染の脳幹への直接的な影響を示唆しています。

これらの報告から現在のところ、神経系への新型コロナウイルスの侵入経路として次の二つが考えられます。

まず神経経路ですが、一般的にウイルスは末梢神経に沿って逆行性に神経組織に入ることができます。新型コロナウイルスの場合、嗅覚神経からのルートで脳に侵入する可能性が最も有力ですが、他の脳神経である、視神経や三叉神経などを介して脳に侵入することも想定されます。脳幹の心呼吸中枢にウイルス感染が起こると肺炎の重症度にかかわらず、呼吸不全を引き起こす可能性があるとも指摘されています。

次に血液循環経路ですが、ウイルスは血行性で中枢神経系に入る可能性もあり、その場合はまず、脳室にある脈絡叢における血液脳脊髄液関門の上皮細胞に感染します。脈絡叢は脳脊髄液を産生する部位ですが、血管が豊富な部位でもあります。そこから神経細胞やグリア細胞に感染していくのです。

新型コロナウイルスに脳が直接感染してダメージを与え、それには炎症だけでなく血管障害も関わっているようです。脳への侵襲、特に脳幹にある呼吸や心拍・血圧を制御する生命中枢へのダメージは発生する割合としては少ないのですが、致命的で恐ろしいものです。病院に向かっている途中に急変し、到着時には心肺停止に陥るという報道もありました。

いくら肺炎が急速に進行したとしても、肺炎が原因で数十分単位で死に至ることは通常は考えられないことです。数分から数十分で死に至る可能性のある疾患のほとんどは、脳出血や心筋梗塞など脳あるいは心臓の急性病変に由来するものです。したがって新型コロナウイルス感染での急死には、脳幹の生命中枢への直接的ダメージが関与していたと考えると納得がいくのです。

2　脳の霧――長期にわたる後遺症

†高確率で起きる記憶障害と認知機能障害

新型コロナウイルス感染を生き延びた人々は、長期間の後遺症に悩まされます。長く続くコロナ感染後遺症の中でも特に「脳の霧（Brain Fog）」と呼ばれる現象について取り上げていきます。

コロナウイルス感染が治った後に生じる「脳の霧」とは長期間継続する軽度の認知機能障害のことで、最近の出来事や名前を思い出せない、物事を表現するのに適切な言葉を想起できない、集中力が途切れる、情報処理スピードが低下するといった認知機能障害と関連した症状が持続的に出現します。これまでに注意と実行機能の障害が多く報告されており、前頭葉を中心とした脳のネットワークの障害を示唆しています。その障害は脳のウイルス感染による直接的なダメージ、微小血管障害、持続的で過剰な免疫応答などが原因となっているとされていますが、この「脳の霧」なるものがどの程度続くのか、発症のメカニズムについてもどこまでわかっているのかについて、最近の報告から検証していきたいと思います。

まず長期間の後遺症について、米国で感染後7カ月間を調査した結果を紹介します(10)。データは2020年9月6日から同年11月25日まで収集されました。56カ国で確認された感染者3762人からのアンケート結果を分析したところ、6カ月後に最も頻繁に起こった症状は倦怠感、認知機能障害、記憶障害でした。通常、記憶障害は認知機能障害に含まれますが、この報告では「脳の霧」の症状である認知機能障害について、記憶障害とその他の認知機能障害に分けてデータを取っていますのでその点はご注意ください。

まず記憶障害の発生は最初の数カ月で増加し、全体の73%で短期および長期の記憶障害がみられました。なお、7カ月を経ても51%で記憶障害が残存していたとのことです。そして85%で注意力、実行機能、問題解決、意思決定の低下という認知機能障害がありました。認知機能障害の31%は早期の発症で、感染症が発症した最初の週に始まりました。「脳の霧」は長期の後遺症というイメージがありますが、早期でも少なからず出現することは意外でした。また、88%で認知機能障害、記憶障害、またはその両方が出現しましたが、それは特に高齢者で多いわけではなく、すべての年齢層でほぼ同程度の出現率を示しました。7カ月を経ても、多くの患者ではまだ何らかの「脳の霧」症状が残っていて、発症以前のレベルでの仕事や生活ができず、辛い状況が続いています。

†感染後の治療形態による違い

次も米国からの報告ですが、ここでは軽症で外来診療のみ（379人）、中等症が疑われ救急部で治療して改善し入院はしなかった中等症手前（165人）、中等症以上で入院治療を受けた（196人）、というように症状の程度に応じた治療形態の異なる3群のコロナ感染者の認知機能障害について調査しています。[11] 調査機関は2020年4月から21年5月までで、患者3群の合計740人の平均年齢は49歳と若く、そのため認知症の既往歴もなく、コロナ感染診断からの平均期間は7・6カ月でした。残存する最も顕著な障害は課題の処理速度の低下、実行機能障害、言語流暢性低下、記銘力障害、記憶の再生障害でした。つまり、判断が遅くなり、スムーズに言葉が出なくなり、覚えにくく忘れやすい状態になってしまったことになります。

治療形態で3群に分けた分析では、外来患者と比較すると入院患者では注意力、実行機能、言語流暢性、記銘力および記憶の再生といった認知機能が低下しました。救急で治療した患者は、外来診療のみよりも言語の流暢性と記銘力の低下が目立ちました。やはり、入院治療が必要な症状がある患者ほど認知機能障害が出現しやすいようです。

また、この報告では患者の多くが新型コロナウイルスに感染した数カ月後、認知機能障害が出現したとのことです。入院患者の間では実行機能、処理速度、言語の流暢さの障害が目立ち、これは実行機能障害が目立つパターンと言えます。このパターンは新型コロナウイルス感染後早期の実行機能障害を指摘した初期の報告と一致し、仕事が以前のように円滑にできない、心理的に不安定になるなど生活にかなりの影響があります。

高齢者では、特に重篤な病気の後に認知機能障害が起こりやすいことがよく知られています。しかし、この報告のような比較的若いグループですら、感染から回復した数カ月後にかなりの割合で認知機能障害を示したのです。これは非常に深刻な問題で、認知機能の中でも実行機能が特に障害され、様々な決定や手順がうまくできなくなります。ですから今後、認知機能障害の回復に有効な治療法やリハビリテーションを開発していく必要があります。

デンマークでは新型コロナウイルス感染で入院してから約4カ月後、コペンハーゲンの診療所で平均年齢56歳の29人の患者の認知機能を追跡調査しました[12]。すると認知機能障害がみられた割合は65%に及び、言語学習および実行機能が最も低下していました。このような認知機能障害は思うように頭が働かないという自覚、以前と同じようには仕事ができないという不全感を伴い、その結果として自信喪失や意欲低下などをきたし、生活の質（QOL）の低下の原因となっています。

そしてギリシャからの報告です[13]。２０２１年5月中に軽度および中等度のコロナウイルス感染患者32人（平均年齢62歳）について追跡調査すると、退院した2カ月後に56％でＭｏＣＡスコアが24点未満という認識機能障害が認められました。ＭｏＣＡスコアは軽度の認知機能の低下を検出できる鋭敏なスコアで、短期記憶の障害を含む様々な認知機能の領域の障害が認められました。高年齢と肥満の方では、認知機能テストのスコアが低く出る傾向がありました。

また、倦怠感の指標として身体機能の尺度となる6分間歩行テストも行いましたが、そのスコアとＭｏＣＡスコアが相関していました。つまり身体的な疲労と認知機能障害が相互作用している可能性があり、心身ともに不活発な状況になっていくわけです。

†感染が脳に及ぼす深刻な影響

こういった新型コロナウイルス感染後の長期の認知機能障害についての多くの報告を比較検討した総説があります[14]。それによると２０２１年2月までに出版された12の報告の総患者サンプルは１０００以上でした。全般的な認知機能に関するすべての調査で、サンプリングされた患者の15～80％に認知機能障害が認められました。全般的認知機能スコア（ＭＭＳＥ、ＭｏＣＡ）の一部を使用したり、神経心理学的タスクを使用したりすることによって注意または実行機能のみを評価したところ、すべての研究報告で実行機能と注意の障害が検出されました。結論としては感染した患者が認知機能障害を起こす可能性があり、その多くは注意と実行機能の低下ということでした。

「脳の霧（Brain Fog）」の発症機序についてですが、その解明の手がかりとなり得る研究結果が2022年1月に報告されました[15]。「脳の霧」の症状が現れている人の脳脊髄液中には、その症状のない人からは検出されない抗体が確認されたのです。

ここでは、コロナ感染症治療後に認知機能障害のある22人（平均年齢48歳）と、その症状のない10人（同39歳）、計32人を対象に行われました。認知機能障害のある群の43％が最初の感染症状の1カ月後に認知機能障害を発症し（範囲：1〜6カ月）、29％では2カ月以上経って発症しました。

感染症の発症から10カ月後、脳脊髄液を採取して分析しました。脳脊髄液検査の結果、異常な免疫反応の指標であるオリゴクローナルバンド（OCB）という抗体群が認知機能正常者では出現しなかったのに対し、認知機能障害をもつ人69％でこれが出現しました。このOCB所見は特に、神経系を選択的に障害する異常な免疫状態にあることを意味します。

また、血液中の神経損傷のマーカーを調べた報告もあります[16]。測定したのは神経軸索損傷の指標である神経線維フィラメント軽鎖（ＮｆＬ）、グリア細胞損傷の指標であるグリア線維性酸性タンパク質（ＧＦＡＰ）です。１００人のコロナ感染患者を重症度により軽度（24人、平均年齢55歳）、中等度（28人、平均年齢55歳）、重度（48人、平均年齢58歳）の３群に分け、正常対照（51人、平均年齢55歳）も含めて４群で比較しました。

入院患者は中央値２２５日という長期間の療養が必要になりました。急性期では重篤な患者は他の３つの群よりも高いＮｆＬ濃度を有し、正常対照よりも高いＧＦＡＰも検出されました。またＧＦＡＰは中等度の疾患でも有意に増加していました。

急性期中にはストレス応答サイトカインであるＧＤＦ－15とＮｆＬおよびＧＦＡＰの値は強く相関していました。これはつまり、ストレスの指標と神経損傷の指標が相関するということです。

こうして「脳の霧」では新型コロナウイルス感染による脳の損傷が起こることがわかりましたが、その損傷は脳の形態の変化として検出できるのでしょうか。それについて頭部ＭＲＩを２回撮影し、その２回のスキャンの間にコロナウイルス感染に陽性反応を示した４０１人の脳の変化を調査した報告があります[17]。

ＭＲＩは平均１４１日間の間隔で２回撮影し、３８４人の正常対照との比較検討を行いました。感染前の画像データを入手できたことにより、脳に既存の病変があった場合に感染の影響と誤解される可能性を減らすことができます。また2回撮影したことで、感染の脳の形態への微細な影響を検出しやすくなります。

さてその結果ですが、①前頭葉の内側面と眼窩面（下側）、海馬傍回と側頭葉の一部に目立つ萎縮、②脳全体のサイズも経時的に縮小する傾向、が認められました。

①は記憶や判断力、実行機能および感情のコントロールに関連した部位ですが、嗅覚神経からのルートがある部位でもあります。新型コロナウイルスは嗅覚神経からも侵入しますので、その影響が考えられます。実際、「脳の霧」では実行機能障害と記憶障害が頻繁に出現しますので、この画像所見と症状は一致しています。②の脳全体への影響については、感染自体の影響と隔離の影響の両方を考慮する必要があります。

感染した群では、2回のＭＲＩ撮影の間に大きな認知機能低下を示しています。感染を挟んだ時系列でこれらの画像と認知機能測定を実施できたことはとても重要です。感染が重く入院治療を必要とした15人を除いても、ほぼ同じ結果が見られました。これらの脳画像所見の変化から想定されるメカニズムですが、新型コロナウイルスの感染は嗅覚神経から始まり、嗅覚神経からつながる大脳辺縁系という大脳の深くにある、記憶や情動を司る部位にも到達し、そこから前頭葉などの大脳皮質に向けて感染が広範に拡散していったと考えることができます。そして、そう考えると画像所見の意味を理解しやすくなるのです。

3　アルツハイマー病との奇妙な関係

†細胞のレベルで起きていること

国内外からの数々の報告により、新型コロナウイルスの脳への感染経路やメカニズムなどが徐々に解明されてきました。その結果、アルツハイマー病との深い関係が奇妙な形で浮かんできたのです。ここではさまざまな報告からその実態に迫ってみたいと思います。

まず、アルツハイマー病の脳は新型コロナウイルスに感染しやすい性質があることについてです。新型コロナウイルスは細胞膜上のアンギオテンシン変換酵素２（ＡＣＥ２）という受容体を介して細胞内に侵入し、感染を引き起こすことがよく知られています。そこでアルツハイマー病患者の脳の海馬におけるＡＣＥ２の発現量を測定した報告があります[18]。海馬は記憶を司る部位で、アルツハイマー病では最初にこれが萎縮し、記憶障害を起こすことが知られていますが、その海馬でのＡＣＥ２の発現量がアルツハイマー病患者において高いことが判明しました。アルツハイマー病の進行度とＡＣＥ２の発現量については相関関係はみられず、進行度にかかわらず同じようにＡＣＥ２が増えていました。

また、ＡＣＥ２以外の受容体であるニューロピリン１（ＮＲＰ１）に関してもＡＣＥ２と同様にアルツハイマー病脳において増加していました。[19] このＮＲＰ１の発現量はアルツハイマー病の進行度が上がるほど増加していました。この点については、ＡＣＥ２の発現がアルツハイマー病の進行度と関連がなかったことと異なっています。このように、新型コロナウイルスの受容体がアルツハイマー病の脳において強く発現していることは、アルツハイマー病の患者は新型コロナウイルスに感染しやすく、さらには脳のダメージを起こしやすく、認知症のさらなる進行につながる可能性が高くなることを意味します。

†遺伝子発現パターンにおける重複

新型コロナウイルス感染症から回復しても、必ずしも、以前の健康状態に復帰できるとは限らず、様々な長期の後遺症が残ることも知られています。「脳の霧」については前述しましたが、新型コロナウイルス感染とアルツハイマー病との関係についての報告もあります。[20] そこでは脳、脈絡叢の細胞サンプルの遺伝子（ＲＮＡ）発現量を網羅的に解析しました。かつては、組織の遺伝子解析は、多数の細胞をまとめて解析するので組織全体の大雑把な傾向しか把握できませんでしたが、近年は、組織の一つ一つの細胞の遺伝子を分けて解析するシングルセル解析という手法で、個々の細胞の遺伝子発現の変化や多くの細胞の遺伝子発現のパターンを網羅的に把握できるようになりました。その結果、新型コロナウイルス感染による脳組織の遺伝子発現パターンがアルツハイマー病の遺伝子発現パターンと重複する部分が多いことが分かりました。

この所見は、新型コロナウイルス感染による炎症がアルツハイマー病のような慢性炎症の側面をもつ高齢期の神経疾患との遺伝子レベルでの関連があり、進行を促進する可能性があることを意味します。

†OAS1遺伝子と新型コロナウイルスとの関係

他にも、新型コロナウイルス感染症の重症化とアルツハイマー病の関係についての遺伝子レベルの報告があります[21]。ここでは脳内の免疫細胞であるミクログリアの炎症を制御するオリゴアデニル酸合成酵素1(OAS1)遺伝子について調べていますが、このOAS1遺伝子は新型コロナウイルスとの関連があることがすでに報告されています。

アルツハイマー病患者と新型コロナウイルス感染患者から得られた骨髄細胞を用いてシングルセル解析を行った結果、OAS1遺伝子を含む炎症と関連した遺伝子群の発現が加齢により増加し、またアルツハイマー病と新型コロナウイルス感染の両方においても増加して症状の進行や重症化を防ごうとしていることがわかりました。つまり、炎症を抑制するＯＡＳ１遺伝子が発現して両疾患の進行や重症化を抑えようとしているわけです。

しかし、重症の新型コロナウイルス感染ではＯＡＳ１遺伝子の発現が低下して、炎症が増悪するのです。また、アルツハイマー病でも、ＯＡＳ１の発現が低下すると症状が進行してしまいます。こうした結果から、ＯＡＳ１遺伝子は、コロナウイルス感染症の重症化およびアルツハイマー病の発症や進行と関わっていて、両者のリスクと関連していることが示されました。

人類が自然界で生存するためには、感染症に対する防御策としての炎症反応が必要です。そのためにはＯＡＳ１遺伝子のような炎症を抑えるファクターは抑制されたほうが都合がいいはずですが、高齢になるにつれ、炎症がさまざまな疾患を引き起こしていきます。

アルツハイマー病は炎症性疾患の性格も持っていますから、高齢になると antagonistic pleiotropy として現れる可能性があります。この antagonistic pleiotropy は「拮抗的多面発現」と訳されますが、これは老化とともに出現する疾患を進化のプロセスとして説明しようとする考え方です。遺伝子由来の生物としての特徴である形質が人生の早い段階で生物の環境適応に有益であっても、後になって、つまり老化するにつれて隠れていた有害な側面が顕在化して環境に不適応となり、進化的トラップに陥るという説です。この仮説の「有益であった形質」とは感染防御としての炎症を指します。

†バイオマーカーから見た共通点

さらに新型コロナウイルス感染とアルツハイマー病の生物学的指標、すなわちバイオマーカーから見た共通点について考えてみます[22]。

認知症の既往歴のない新型コロナウイルス感染で入院した患者251人のうち、血清総タウ（t-Tau）、リン酸化タウ-181（p-Tau181）、グリア線維性酸性タンパク質（GFAP）、神経線維フィラメント軽鎖（NfL）、およびβアミロイド（Aβ40・42）を測定しました。前述したNfLとGFAPはそれぞれ神経細胞の軸索とグリア細胞の損傷を反映します。

t-Tauはアルツハイマー病の進行とともに増加しますが、脳の神経細胞の損傷のやや非特異的なバイオマーカーです。一方、p-Tau181はリン酸化タウの指標で、アルツハイマー病に特異的なバイオマーカーです。また、Aβ40と42もアルツハイマー病に特異的なバイオマーカーで、脳内にアミロイド斑を形成し、脳細胞の機能を低下させます。Aβ40はアミノ酸40個、Aβ42はアミノ酸42個から成るβアミロイドで、Aβ42のほうが凝集能が高く病原性が高いことが知られています。このp-Tau181とAβ42の比をとると、アルツハイマー病を初期段階から検出できるさらに鋭敏かつ特異的な指標となります。

最も多かった神経症状は脳症による錯乱で、患者の半数にみられました。感染症に関連する脳症について脳症なしの患者と比較するとｔ－Ｔａｕ、ＮｆＬ、ＧＦＡＰとｐ－Ｔａｕ１８１で高い数値を示していました。これは、脳症では神経細胞やグリア細胞の損傷が起こっていることを意味します。

Ａβ40の値は有意差がありませんでしたが、ｐ－Ｔａｕ／Ａβ42比率は脳症の有無で有意差が出ました。さらにｔ－Ｔａｕ、ＮｆＬとＧＦＡＰはＣ反応性タンパクのような炎症の指標と相関しました。それが血中で見られたということは炎症により血液脳関門が破綻し、バイオマーカーが血中に漏れ出た可能性があります。

またｔ－Ｔａｕ、ｐ－Ｔａｕ１８１、ＧＦＡＰおよびＮｆＬは脳症患者および院内で死亡した患者で上昇していましたが、ｔ－Ｔａｕ、ＧＦＡＰおよびＮｆＬは退院できた人で低く、これらのマーカーは感染症の重症度と相関しました。

ここで上昇したバイオマーカータンパク質のうち、ｐ－Ｔａｕ１８１とｐ－Ｔａｕ／Ａβ42比はアルツハイマー病の特異性が高いと考えられています。これは、新型コロナウイルス感染患者の脳でアルツハイマー病と似たような炎症が起こるというだけでは説明が難しい病理変化が起きている可能性を示唆しています。

†今後の研究成果への期待

最後に画像診断についても触れます。脳糖代謝のＰＥＴの画像です[23]。神経細胞は糖分を主なエネルギー源としており、実に身体全体の20％ものエネルギーを消費し、この糖代謝は脳の機能や活動の活発さを反映します。

コロナウイルス感染の亜急性期では前頭前野と頭頂葉後部の頭頂連合野で代謝低下パターンがみられ（図４−１）、軽度の認知機能障害も鋭敏に評価するＭｏＣＡスコアと相関していました。アルツハイマー病でも頭頂連合野から代謝低下が始まり、進行すると前頭葉でも代謝が低下するので、画像上は非常によく似た所見と言えます。

脳の糖代謝ＰＥＴのような機能画像による脳機能の低下パターンからも、アルツハイマー病との類似性が浮かんできます。新型コロナウイルス感染による脳の糖代謝異常については、脳の感染症とエネルギー不全との関連も考えていく必要がありそうです。

ここまで、新型コロナウイルス感染とアルツハイマー病の様々な関連について取り上げてきましたが、改めて何とも「奇妙な関係」だと思わされます。アルツハイマー病の脳では2種類のタンパク質が特徴的な所見を形成します。一つはβアミロイドという非常に凝集しやすい小さな分泌タンパクで、これは脳に沈着してアミロイド斑を形成します。そしても一つはタウタンパクですが、これは神経細胞の細胞骨格タンパクです。アルツハイマー病では異常にリン酸化され凝集して神経原線維変化を形成し神経細胞死をもたらします。

βアミロイドは動物実験では、ウイルス感染により病理変化が促進されることが報告されており、ウイルス粒子を捕捉することも判明しました。したがってβアミロイドは中枢神経の自然免疫系の一部である可能性があり、感染に対する宿主応答の一部として機能しているのかもしれません。

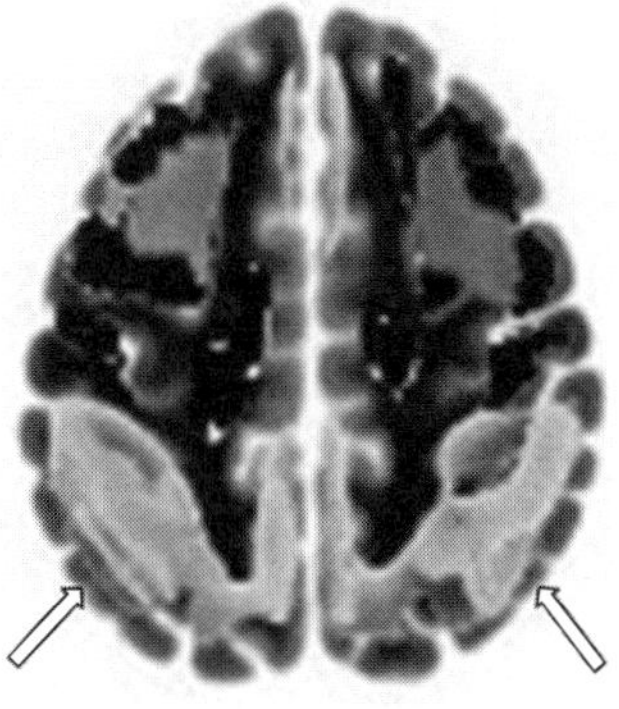
図4－1　新型コロナウイルス感染で代謝が低下した部位（矢印は頭頂連合野）

新型コロナウイルスが脳に侵入することは前述した通りで、感染患者の約40％が無症候性であるという事実は何とも不気味です。脳へのサイレントウイルスの侵入により、知らず知らずのうちに神経変性が起きている可能性があるからです。新型コロナウイルスの脳への永続的な影響については、これから判明していくことですが、神経変性の発端となる要因、すなわち、プライミングファクターとしての可能性は、アルツハイマー病の病因を考えるうえでとても重要なことなのです。

(1) Mao L, Jin H, Wang M, et al. Neurologic Manifestations of Hospitalized Patients With Coronavirus Disease 2019 in Wuhan, China. JAMA Neurol. 2020; 77 (6): 683–690.
(2) Agarwal P, Ray S, Madan A, Tyson B. Neurological manifestations in 404 COVID-19 patients in Washington State. J Neurol. 2021; 268 (3): 770–772.
(3) Ragheb J, et al. Delirium and neuropsychological outcomes in critically Ill patients with COVID-19: a cohort studyBMJ Open 2021; 11: e050045.
(4) Romero-Sánchez CM, et al. Neurologic manifestations in hospitalized patients with COVID-19: The ALBACO-VID registry. Neurology. 2020 Aug 25; 95 (8): e1060–e1070.
(5) Prudencio M,, Petrucelli L. Serum neurofilament light protein correlates with unfavorable clinical outcomes in hospitalized patients with COVID-19. Sci Transl Med. 2021 Jul 14; 13 (602): eabi7643.
(6) Chen M, et al. Elevated ACE-2 expression in the olfactory neuroepithelium: implications for anosmia and upper respiratory SARS-CoV-2 entry and replication. Eur Respir J. 2022; 56
(7) Cantuti-Castelvetri L,et al. Neuropilin-1 facilitates SARS-CoV-2 cell entry and infectivity. Science. 2020 13; 370 (6518): 856–860.
(8) Yates, D. A CNS gateway for SARS-CoV-2. Nat Rev Neurosci 22, 74–75 (2021).
(9) Tan BH, Suo JL, Li YC. Neurological involvement in the respiratory manifestations of COVID-19 patients. Aging (Albany NY). 2021 14; 13 (3): 4713–4730.
(10) Davis HE, et al. Characterizing long COVID in an international cohort: 7 months of symptoms and their impact. EClinicalMedicine. 2021; 38: 101019.

(11) Becker JH, et al. Assessment of Cognitive Function in Patients After COVID-19 Infection. JAMA Netw Open. 2021; 4 (10): e2130645.
(12) Miskowiak KW, et al. Cognitive impairments four months after COVID-19 hospital discharge: Pattern, severity and association with illness variables.Eur Neuropsychopharmacol.2021; 46: 39–48.
(13) Vavougios GD, et al. Investigating the prevalence of cognitive impairment in mild and moderate COVID-19 patients two months post-discharge: Associations with physical fitness and respiratory function.Alz Dementia 2021
(14) Daroische R, et al. Cognitive Impairment After COVID-19-A Review on Objective Test Data. Front Neurol. 2021; 12: 699582.
(15) Apple AC, Hellmuth J. Risk factors and abnormal cerebrospinal fluid associate with cognitive symptoms after mild COVID-19. Ann Clin Transl Neurol. 2022; 19.
(16) Kanberg N,et al. Neurochemical signs of astrocytic and neuronal injury in acute COVID-19 normalizes during long-term follow-up. EBioMedicine.2021; 70: 103512.
(17) Douaud G, et al. SARS-CoV-2 is associated with changes in brain structure in UK Biobank. *Nature* 2022.
(18) Ding Q, et al. Protein Expression of Angiotensin-Converting Enzyme 2 (ACE2) is Upregulated in Brains with Alzheimer's Disease. Int J Mol Sci. 2021; 22 (4): 1687.
(19) Lim KH, et al. Identifying New COVID-19 Receptor Neuropilin-1 in Severe Alzheimer's Disease Patients Group Brain Using Genome-Wide Association Study Approach. Front Genet. 2021 21; 12: 741175.
(20) Yang AC, et al. Dysregulation of brain and choroid plexus cell types in severe COVID-19. *Nature*; 595, 565–571.
(21) Magusali N, et al. A genetic link between risk for Alzheimer's disease and severe COVID-19 outcomes via the OAS1 gene, *Brain*, 2021; 144: 3727–3741.
(22) Frontera JA, Wisniewski T. Comparison of serum neurodegenerative biomarkers among hospitalized COVID-

19 patients versus non-COVID subjects with normal cognition, mild cognitive impairment, or Alzheimer's dementia. Alzheimers Dement. 2022 13.
(23) Hosp JA, et al. Cognitive impairment and altered cerebral glucose metabolism in the subacute stage of COVID-19. *Brain*. 2021; 144 (4): 1263–1276.

第5章

認知症の本質とは何か？

1　人類がもつ高度の知能と脳の脆弱性

†人類の脳の拡張とシワの形成

生物としての人類の特徴は何といっても高度の知能をもっていることです。走る速さにしても筋肉にしても、運動能力では他の動物に比べると特に優れてはいません。また、視覚・嗅覚・聴覚といった感覚系でも劣っている部分は多いのです。そんな人間が動物の中の特別な存在として、これまで地球上に君臨できたのも高度の知能のおかげです。

その知能の元となるのは言うまでもなく大きな脳です。その脳の中でも知覚、記憶、言語、思考などといった高次の脳機能をつかさどる人類の大脳皮質は大脳の表層にあり、神経細胞が密に集合して6層構造となっています。人間の大脳皮質は最も近い近縁種であるチンパンジーの約3倍もの大きさがあり、その機能も特に発達しています。

しかし全遺伝情報に関しては、たとえばチンパンジーとの塩基配列の違いを比べた場合、わずか1・2%の差異しかないと報告されています。脳のサイズの拡大は約200万年にわたって続き、20～40万年前に完成したと言われています。図5－1のように、200万

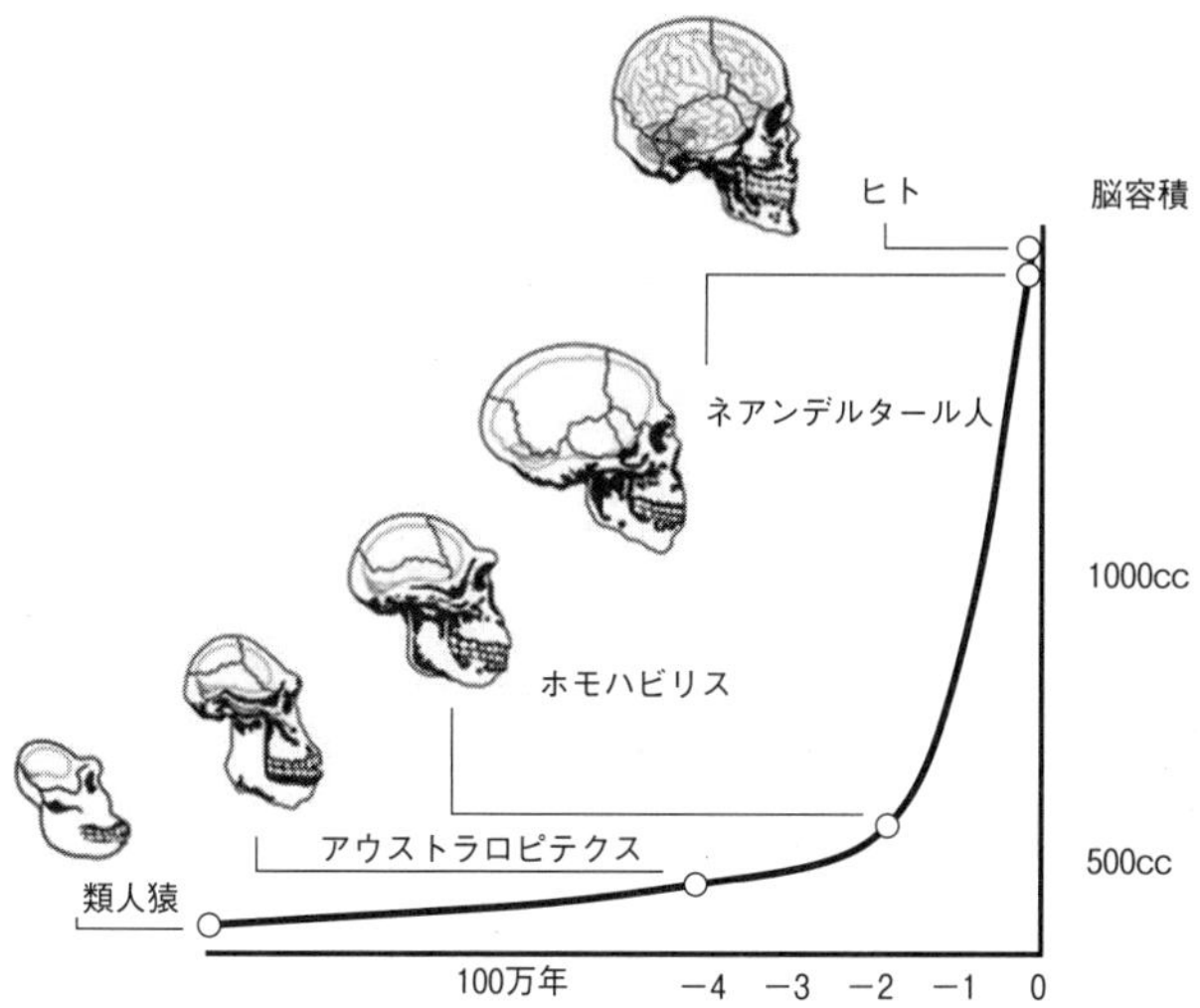

図5-1　脳のサイズの急拡大

年前を過ぎたあたりから急に脳のサイズが大きくなり、主として大脳皮質が大きくなっています。これは cerebral expansion（脳の拡張）と言われる現象で、その結果として人類は高度の知能を獲得できたのです。

では、どうやって人類の脳は急速に発達してきたのでしょう。次に、これまでわかってきたことを紹介したいと思います。

まず脳の拡大に必要な脳回、つまり脳のシワの形成について触れます。神経細胞は神経前駆細胞から生み出されます。神経前駆細胞は神経幹細胞とも呼ばれる細胞で、哺乳類の大脳ができる過程で分裂を繰り返しながら多くの

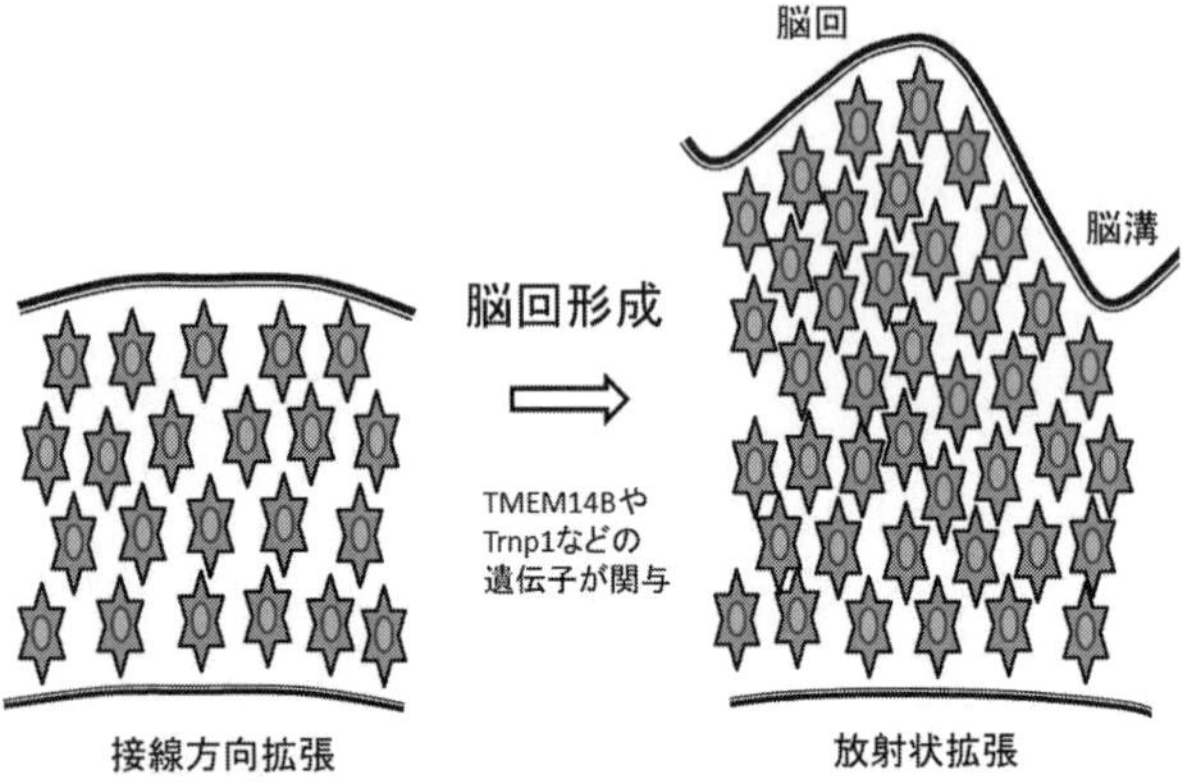

図5-2　遺伝子の発現調節による脳回形成

細胞を生み出していきます。神経前駆細胞の多くは最初、脳室帯で分裂し、生まれた細胞のうち神経細胞に分化する細胞は速やかに脳室帯から離脱し、外側へ移動します。この離脱は三次元的な脳を形成するための重要なステップですが、近年、その実行役となる遺伝子についての研究が急速に進み、人類の脳の拡張に関与する様々な遺伝子やメカニズムがわかってきました。

たとえばＴｒｎｐ１という遺伝子[1]は発現量が多いと横に広がります。横と言っても曲面ですので、接戦方向の拡張になります。逆に発現量が少ないと縦方向に広がるのですが、これも曲面ですから放射状に拡張していくことになります。また、ＴＭＥＭ14Ｂという遺伝子[2]はヒト新皮質の神経前駆細胞で発現する霊長類に特異的な遺伝子ですが、この遺伝子も脳回の形成に関わっています。このような遺伝子発現の調節で、脳回つまり脳のシワが作られていきます。シワは、折りたたまれて頭蓋骨の限られた空間に収まる大脳皮質の量を増やすことを可能にするのです。

†大脳皮質構築のプロセス

次は、これも大脳の拡大に必要な inside-out（裏返し）様式の大脳皮質構築過程についてです。大脳皮質で最初に産生される神経細胞は、大脳の深部にある脳室帯の「放射状グリア」という分裂能のある神経前駆細胞です。放射状グリアは細胞核から2本の突起を上下に伸ばした細長い柱状の細胞で、細胞分裂の仕方に特徴があります。まず、「対称分裂」と呼ばれる分裂様式は自己複製を意味し、放射状グリア自身の数を増やしていきます（増殖期）。その後「非対称分裂」と呼ばれる分裂様式で放射状グリアと分化細胞の両方が生み出されます。非対称分裂ではまずさまざまな種類の神経細胞が作られ（神経産生期）、後に神経細胞の働きを補佐するグリア細胞が作られることで（グリア産生期）、複雑な脳が形成されていくわけです(3)。

また放射状グリアの長い突起に沿い、新生された神経細胞が辺縁帯、つまり脳表面に移動していきます。この移動は細胞周期に応じて縦長の突起に沿い、細胞をエレベーターのように上下動させ、分裂能がある細胞は脳表側でまた細胞分裂を行います。このように深

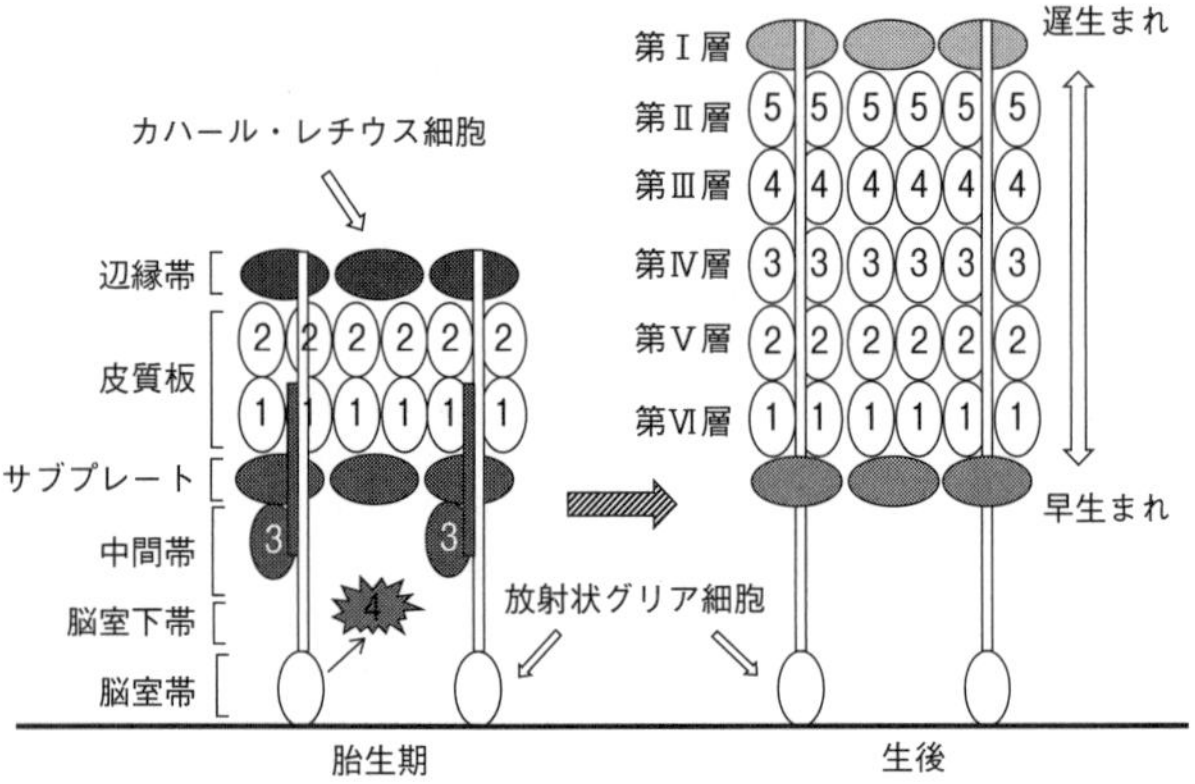

図5-3　哺乳類の新皮質の6つの層の発達

部にある放射状グリアから生み出された神経細胞は、先に生まれて上昇した神経細胞を追い越し、さらに表層に向かいます。こうして次々に脳表層付近の神経細胞の層が厚くなっていき、最終的に6層構造を構築するのです。

胎生期の脳表層近くの辺縁帯にはカハール・レチウス細胞という特殊な細胞があり、リーリンという層構造形成に必須のタンパク質を分泌することで重要な役割を果たしています。そして、このような構造は下でできた細胞が上昇してできあがっていくのでinside-out型層構造と呼ばれ、大脳皮質の拡張に適しています。内側から外側に追い越して増えていくほうが、外側から内側に詰め込んでいくよりも自由度が高く、拡大するのに有利なはずです。そして、遅生まれの表層付近の神経細胞が主として脳の複雑なネットワーク形成を行うので、そのためにも好都合な発達スタイルなのです（大脳皮質を構成する神経細胞は脳室帯に存在する神経前駆細胞である放射状グリア細胞から分化して生じ、脳室側から表層側へと放射状に移動します。図の③の細胞は放射状グリアの突起をよじ登って辺縁帯に向かっています。④の細胞は生まれたばかりです。こうして、後から移動してきた、遅生まれの神経細胞はすでに移動を終えた早生まれの神経細胞を追い越して表層側へ移動します。そのため、遅生まれの神経細胞ほど表層側の層に配置し、早生まれの神経細胞は脳室側に配置されることになります。また、誕生日が近い神経細胞どうしが一つの層を形成します）。

ヒト特有の脳を拡大させる遺伝子

ここから脳の拡大につながるヒト特有の遺伝子の話になります。ヒトとチンパンジーの遺伝子配列の違いは約３６００万塩基対で、これはヒトの全ゲノム30億塩基対のわずか１・２％であることは前述した通りですが、そのヒトとチンパンジーの違いを決定付けているのはＤＮＡの変異の「数」ではなく「領域」だったのです。ヒトとチンパンジーが共通祖先から分かれた約６００万年前に遡り、他の領域に比べて変異のスピードの速かったＤＮＡ領域を探しました。[4]

１５００万塩基をコンピューターで解析した結果、ヒトとチンパンジーの違いを示す変異リストのトップに挙がったのは第20染色体上にあるＨＡＲ１（ヒト加速領域１）と名付けられた領域でした。ＨＡＲ１は大脳皮質のシワの形成に関与する領域ですが、これはタンパク質の情報を担う遺伝子ではなく、遺伝子発現を調節する役割を担っていました。さらに、言語にかかわるＦＯＸＰ２などもヒトの進化の過程で大きく変化した領域です。

かつては遺伝子やタンパク質の違いこそが人間らしさを示すものと考えられてきましたが、ゲノム解読によって見えてきたのは遺伝子ではなく、多様な遺伝子の発現時期・発現場所を変化させるような領域の重要性でした。タンパク質をコードしない配列は意味をなさない「ジャンクＤＮＡ」と呼ばれてきましたが、この部分は無意味ではないどころか生命と進化の秘密を解くカギを握っているはずであると、研究が進むにつれて考えられるようになりました。

これらの「ヒト加速領域」のＨＡＲ１が発達中のヒト新皮質のカハール・レチウス細胞で特異的に発現する遺伝子であることがわかりました。このカハール・レチウス細胞が独特の機能を持つ細胞であることは前述した通りです。ＨＡＲ１は同じく大脳皮質の６層構造の形成に必須のリーリンと共発現します。現在までリーリンとの具体的な関係性については不明な点が少なくありませんが、ＨＡＲ１以外にもヒト特有の遺伝子領域が見つかっています。

その一つ、ヒトにおける大脳皮質の進化の背景にあるNOTCH2NLという遺伝子について取り上げます[5]。遺伝子の変異と言えば一塩基置換のような突然変異を想定しがちですが、それではあまりに時間がかかりすぎてヒトの脳の進化のスピードを説明できません。その代わりに、遺伝子の重複により新しい遺伝子を形成できることが生物の進化を促進する機序となり得るという説が常識となってきました。

そこで、ヒトの進化の過程で重複した遺伝子が大脳皮質の発生に関与する可能性について検討するため、重複する遺伝子が発現しているかどうかを解析しました。その結果、ヒトのゲノムにはNOTCH2遺伝子に加え、NOTCH2NLA、NOTCH2NLB、NOTCH2NLC、NOTCH2NLRという4つのNOTCH2NL遺伝子が存在することがわかりました（図5－4）。これらの遺伝子は第1染色体長腕に位置しており、神経細胞の産生に影響を及ぼしたのはNOTCH2NLB遺伝子ただひとつでした。

これまで主に培養細胞での解析で、NOTCH2NLB遺伝子はヒトの大脳皮質の前駆細胞においてNotchシグナルを活性化することにより、前駆細胞を未分化なまま維持する効果をもつことが明らかにされています。前駆細胞がすぐに神経細胞に分化しないことの利点は、十分に前駆細胞が増殖してから神経細胞に分化したほうが、神経細胞が増えて脳が大きくなることです。あとで脳を大きくするために、あえて神経細胞になかなか分

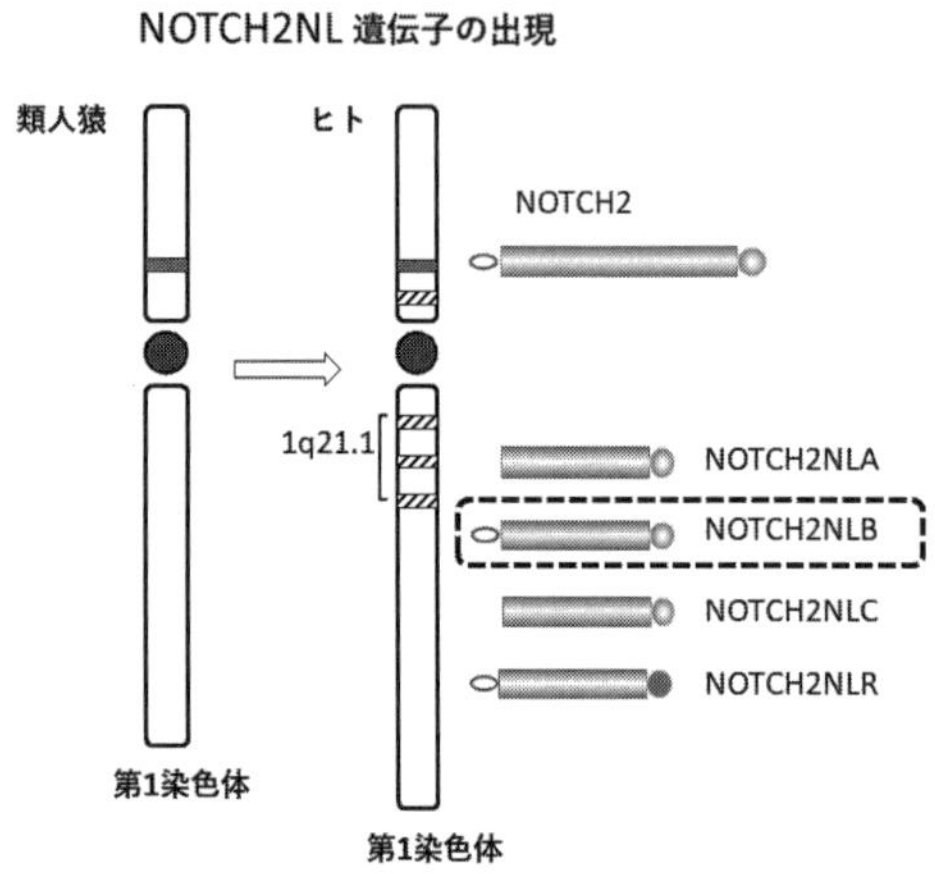

図5－4　脳を拡大させるヒト特異的NOTCH2NL遺伝子

化させずにじっくり前駆細胞を増やしておくという見事な戦略です。

ヒトのＥＳ細胞から分化を誘導した大脳皮質の前駆細胞でＮＯＴＣＨ２ＮＬＢ遺伝子を過剰発現させたところ、その前駆細胞はより多くの前駆細胞を産生していました。さらに各種のマーカー遺伝子の発現を観察したところ、ＮＯＴＣＨ２ＮＬＢ遺伝子を発現する細胞で神経前駆細胞のマーカー遺伝子を発現する割合が上昇し、Ｎｏｔｃｈシグナルの標的遺伝子であるＨｅｓ１遺伝子の発現が促進されました。発生の過程のマウスの大脳皮質におけるＮＯＴＣＨ２ＮＬＢ遺伝子の強制発現においても同様に、Ｎｏｔｃｈシグナルの活性化および未分化な前駆細胞の維持が観察されています。

これらのことから、ヒトはチンパンジーと分岐したのちＮＯＴＣＨ２ＮＬＢ遺伝子を獲得し、より長期間にわたり神経細胞の産生を継続できるようになり、その結果、より多くの神経細胞によって構成される大きな大脳皮質を獲得したと考えられます。

さて、このＮＯＴＣＨ２ＮＬＢ遺伝子が関与するＮｏｔｃｈシグナルですが、このシグナルが働くにはγセクレターゼという酵素の複合体が必要です。そしてあろうことか、このγセクレターゼはアルツハイマー病の病原タンパクであるβアミロイドも産生するのです。つまり、ヒトの脳を大きくする遺伝子はアルツハイマー病の病原物質の産生とも関わっているということになります。これも antagonistic pleiotropy（拮抗的多面発現）の一つであるかもしれません。脳を大きくして高度の知能を獲得するための要因が、加齢とともに認知機能を低下させるリスクと共存しているからです。

†βアミロイドの2つの側面

そのβアミロイドですが、単にアルツハイマー病の病原物質という性質だけでなく、神経細胞に有益な側面もあることがわかってきました。しかも、その役割がβアミロイドの濃度依存性に変わっていきます。つまり、低濃度と高濃度ではβアミロイドはほぼ正反対の働き方をするのです。

βアミロイドはアルツハイマー病のような病的な状態で大量に産生されますが、正常な

βアミロイド	
高濃度（nM〜μM）	低濃度（pM）
神経毒性	神経栄養性
シナプスの障害	神経再生の促進
酸化的作用	シナプス可塑性の調節と記憶
脂肪酸化	抗酸化作用
記憶障害	血液脳関門の保護
コリン作動性の低下	記憶の増強

図5-5　βアミロイドの作用は濃度で異なる

脳においてはシナプス活動中に低濃度で存在します。長年にわたり、病的でない状態におけるβアミロイドの役割、つまり生理的な機能は明らかではありませんでした。ところが、このβアミロイドの生理学的効果と病的効果のバランスは公園のシーソーのようで、βアミロイドの濃度は環境要因や遺伝的背景によって変化することがわかってきました。正常な状態のβアミロイドはより低濃度（pM）であり、その生理学的機能を発揮しますが、何らかの原因で病的な状態になるとβアミロイドの濃度が上昇し（nM〜μM）、病的な機能を発揮するように切り替わります（図5-5）。

高濃度（nM〜μM）では、βアミロイドは神経毒性および細胞死を引き起こします。しかし低濃度（pM）のβアミロイドは逆に神経への栄養因子として作用し、神経細胞を保護して成長を促進し、シナプス活動を調整することで記憶および学習に関わっていることも示唆されています。

また、脳におけるβアミロイドの生理学的機能は、シナプスの可塑性（必要に応じて変形できること）および神経細胞の生存にとって必須です。さらに少量のβアミロイドはCu（銅）やFe（鉄）などの酸化還元金属を捕捉する能力があり、抗酸化剤として機能する可能性もあります。

一方でβアミロイドは、アルツハイマー病の脳のアミロイド斑を形成する病原物質として長年にわたり多くの研究が報告されてきましたので、そもそも悪者としての印象が圧倒的に強い物質です。しかし前述のように、生理的状態においてはβアミロイドが神経細胞の維持に有利に働くこともわかってきました。ですからここでは、βアミロイドの正・負の効果の両方を考慮する必要があります。

これらの効果は相対濃度や細胞環境など異なる条件の影響を受けており、特に大きいのは加齢の影響です。低濃度のβアミロイド、つまり生理学的作用に適した濃度はシナプス可塑性を調節し、認知機能を改善するのに重要な役割を果たす可能性がありますが、加齢などの影響で高濃度となったβアミロイドはアミロイド斑として蓄積し、アルツハイマー病で示されているように神経細胞死とシナプス機能の喪失を引き起こすのです。

このようなβアミロイドの主として加齢に伴う濃度の変化で生じる正負の二重性という現象にもまた、有益だった生物学的特徴（形質）が、加齢とともに有害なものに変わっていく、進化的トラップとよく似た側面があると思われるのです。

†ヒトの脳の血流量の著しい増加

拡大した脳を維持するためには多くのエネルギーが必要になります。ここでは、人類の祖先の脳がどのぐらいのエネルギーを使用していたのかを明らかにするために行った、脳の血流量の解析について取り上げます。[6]

人間の脳は毎秒10ミリリットル（ml）の血液を必要とします。これは起きていても寝ていても、作業や会話をしていてもほとんど変わりません。脳は非常にエネルギー消費の大きい高性能のコンピューターに似ています。高性能のコンピューターはそのぶん消費する電力も多くなりますし、それを供給するために太い電源ケーブルが必要になります。同じことが脳にも当てはまり、認知機能が高度になればなるほど糖代謝は増加し、太い血管で多量の血液を流し、酸素や糖分を供給することが必要になります。脳の血流量は、脳の糖代謝や神経活動の活発さとリンクすることが知られています。ですから脳の血流量がわかれば、脳の活動の活発さや機能も推測できることになります。

脳の認知機能を司る大脳への血流は、2本の内頸動脈から供給されます。その動脈の太さはそこを流れる血流量に関係し、それは血液が流れ着く脳が必要とする酸素や糖分の量に関係してきます。

そこで血流量と動脈のサイズとの関係について明らかにするために、頭蓋骨の底に開いている穴の大きさから内頸動脈の太さを割り出しました。霊長類の脳の大きさを見てみると、チンパンジーとオランウータンの脳の容積はおよそ350ml、ゴリラとアウストラロピテクスはそれよりやや大きく500mlです。

脳のサイズが知能と関係するという従来の説からすれば、アウストラロピテクスは他の動物よりも知能が高いと考えられてきました。ところが血管の太さからの推定では、アウストラロピテクスの脳の血流量はチンパンジーやオランウータンの3分の2で、ゴリラの半分程度でしかないことが判明したのです（図5-6）。これまでアウストラロピテクスは初期の人類とされてきましたので、その知能は人間と類人猿の中間ぐらいと考えられてきたのですが、血流量から見ればそれは誤りのようです（ヒト科の4つの属、すなわちオランウータン、チンパンジー、ゴリラ、

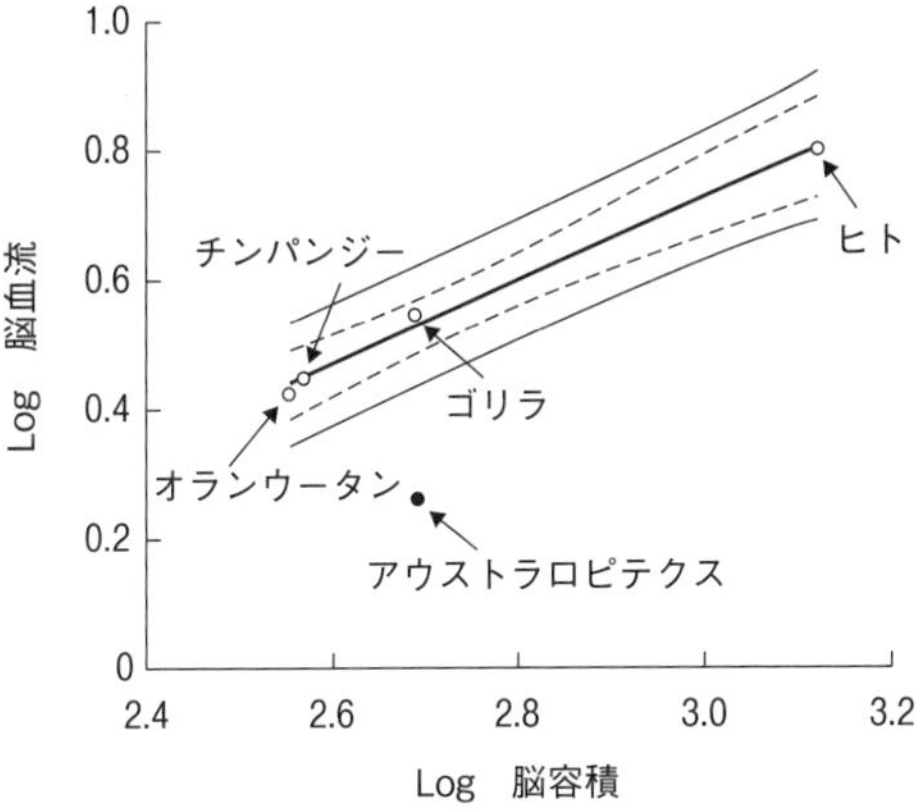

図5-6　霊長類の脳容積と脳血流の関係

ヒト（白丸）については、アウストラロピテクス（黒丸）が回帰平均の95％信頼帯（破線）と95％予測限界（細線）をはるかに下回っていることを示しています）。

さらに、ヒトと現生の類人猿（チンパンジー、オランウータン、ゴリラなど）やアウストラロピテクスとの比較も行いました。アウストラロピテクスとヒトでは脳の大きさにほぼ3倍の違いがあるのですが、血流量には9倍の違いがありました。つまりヒトの脳は、先祖より3倍も多くのエネルギーを使っているということになります。そのエネルギーは多くの神経細胞・シナプスの活発な活動、豊富なネットワークの形成や維持に使用されたことは明らかです。

このように、ヒトの脳は大きさ以上に多くの血液を必要としたということが判明しました。どの霊長類でも脳の血流量は長い間に増加したようですが、ヒトの増加率は特に際立っています。こうした変化が、高度の知能の獲得につながっていったと考えられます。しかしそのぶん、大量のエネルギー補給が必要になりますので、常にエネルギー不足のリスクを抱えることにもなるのです。

2　社会性が脳を大きくする

†ダンバーの「社会脳仮説」

ヒトの脳が大きくなったことの説明の一つに「社会脳仮説」というものがあります。これはオックスフォード大学のロビン・ダンバーがもっぱら主張してきた仮説です。[(7)〜(10)]

その仮説は、霊長類の複雑な社会性が脳の拡大を加速させたのではないかというもので、それは多様な他人との関係性を継続できる柔軟な判断力と、共同作業をしたり感情や意思を共有したりすることができる能力が、脳の拡大に大きく貢献したという考え方でした。確かに多数で構成される集団でまとまることは、外敵に対しては強さを発揮できるという点で有利ですが、内部には複雑な負の相互関係が生じることも多々ありますし、大きな集団を維持することは簡単ではありません。

さて、ダンバーはこの主張を実証するために調査を始め、1992年に最初の研究成果を発表し、[(7)] 人類以外の霊長類における大脳皮質の大きさと脳の残りの部分の比率は、それぞれの種の典型的な社会グループの大きさに相関して増加することを示しました。

図5－7からは、集団のサイズが大きいほど脳の新皮質の割合も大きくなる傾向があることが読み取れます。また、類人猿とサルの間にも明らかな格差が見えます。これは類人猿が同じ大きさのグループを扱うため、サルよりも大きな脳を必要とすることを示唆して

います。同じサイズのグループでも、より複雑な関係性が存在した可能性が考えられます。

一般的に社会性の形態は大きくなると関係が複雑になり、対処しなければならない問題も増えます。それを解決する最善の方策を考えるためには、より高性能の実行機能が必要となるはずです。さらに慎重に分析してみると、サルの間にも同様のグレードの違いがあり、非常に社会的な種とそうでもない種の間に明確な区別があることもわかりました。つまり、

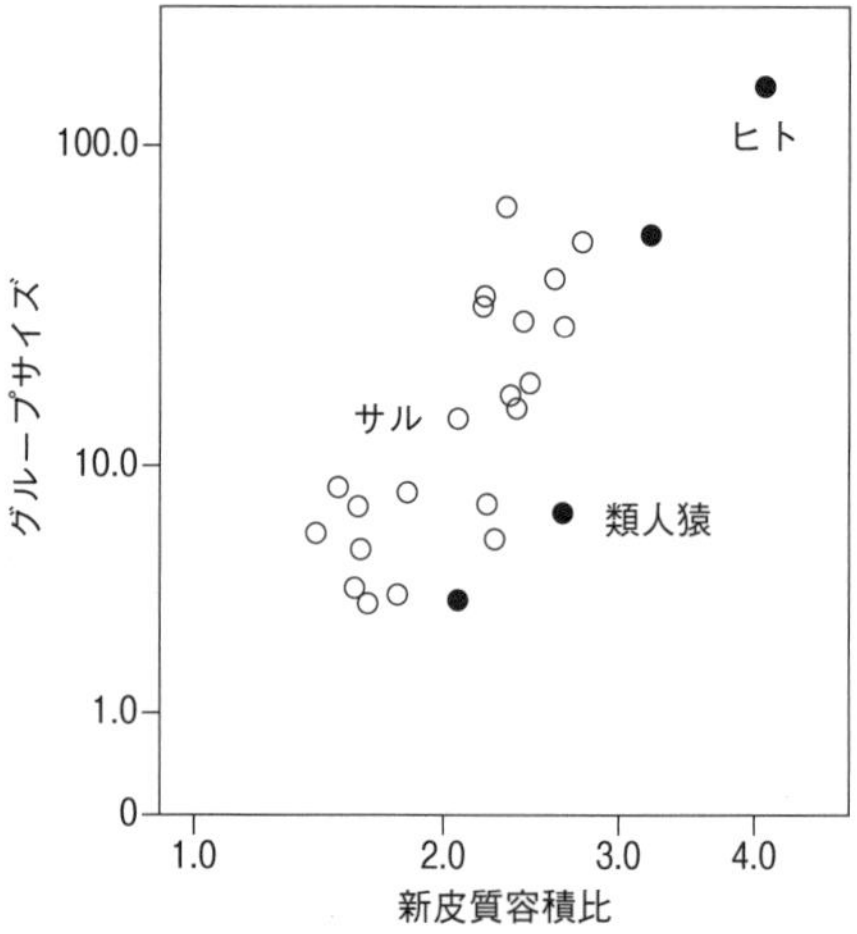

図5－7　社会集団のサイズと脳の新皮質の大きさの関係

社交的なサルと引っ込み思案のサルでは新皮質のサイズが異なることになります。

次に新皮質の大きさと脳の他の部分の大きさの比率を種ごとに算出してみますと、たとえば、タマリン（オマキザル科に属するサルの一種）の新皮質の相対的な比率は約2・3で、平均的な社会集団は5匹とのことです。これに対して、マカクザルは約40匹のソーシャ

ル・ネットワークをもっており、新皮質の相対的比率は3・8でした。これによれば、大脳新皮質の相対的な大きさは、社会集団が大きくなるにつれて成長していきます。

このようにして動物は安定的共存に必要なだけの個体数を維持し、管理することができるのです。この比率からすると、人類にとって適切な社会集団は約150人となるようです。これが、このダンバーが「共同体（クラン）」と呼んでいる狩猟採集段階の共同体の大きさです。言われてみれば、確かに150人ぐらいが限度かもしれないという気もします。

この数は狩猟採集段階の共同体から、新石器時代以後の村落、軍隊、地域教会、政治組織に至るまで共通していたとのことです。それがヒトの社会の基礎単位であるダンバー数として知られています。「ダンバー数＝150」が有名ですが、実際は100〜250人ともう少し幅があるようです。

さらに、社会脳仮説により、人類の中での脳の大きさの違いの意味を説明することもできます。大きな脳は大きくて複雑なソーシャル・ネットワークを管理するのに必要です。実際、管理可能なソーシャル・ネットワークの大きさが前頭葉皮質の容積と相関していることも示されています。前頭葉皮質が大きくなるにつれて大量の実行機能の計算能力が高まり、より洗練された社会的行動を可能にします。

また、よく発達した前頭葉の存在に加えて、しっかりとした「心の理論」をもつことが必要だという意見があります。この心の理論とは、他者の視点から考えられることを意味します。すなわち他人の意思・感情・考え方などを理解し、状況に合わせてそれを推測し、適切な人間関係を構築する能力が必要になるということです。

この「心の理論」は、ほかの霊長類にはみられない人類特有の機能です。もっとも、この「心の理論」に主に関わる脳の部位は内側前頭前野と前部帯状回ですので、やはり前頭葉が重要であることに変わりはありません。

†集団における社交の重要性

さて、「社会脳仮説」以外にもダンバーは仮説を提示しています。集団の結束は社会脳仮説のみで規定されるわけではなく、生きていくのに欠かせない「摂食・移動・休息」と集団を維持するための「社交」を、限られた時間のなかでどうやりくり（配分）するかも重要になってきます。

類人猿の場合、大勢がまとまりのある社会的単位として一緒に生活し、十分な強度の社会的な絆を作り出すため、グルーミング（毛づくろい）に時間をかける必要があります。このグルーミングの社会的役割は大きく、グループの維持には不可欠でした。

集団が生きていくために要求される食物の量を採取する能力が不足している場合、食物の採取のための移動・活動時間や休息時間も考慮すると、グルーミングという社交には時間を割けなくなります。グルーミング無しで生きていくことは可能かもしれませんが、社会的な結束性には少なからず影響があるはずです。

グルーミングという社交のために、いかにして時間を配分するか。これを「時間収支仮説」といいます。集団が大きすぎると食物の採取の時間が過剰に増えますので、グルーミングの時間が減ります。ですから、時間収支の点から適切な集団のサイズも決まってくるのです。

また、グルーミングによって幸福感をもたらすエンドルフィンという脳内物質の分泌量も増えます。人類においてはグルーミングに代わるものとして集団における笑い、音楽、踊りなどの娯楽や芸術の原型が生まれ、さらに「ことば」の起源にたどりついたというのです。

たとえば、人類でも食料を得るための移動・労働などに時間をとられるようになると社交のための時間が不足し、集団が崩壊していきます。また、集団の規模が大きくなり過ぎてもそれと同じことになります。集団を広げつつそれを維持するためには社交を集約し、効率化しなければなりません。グルーミングは基本的に一対一の社交ですから効率的ではありません。より効率的な社交をもたらすのが、笑い、音楽そして言語ということになります。さらにそこから祭式や宗教の誕生につながっていくと考えるのがダンバーの説の特徴です。

ダンバーが提起した2つの仮説をまとめますと、第1は「社会脳仮説」で、社会の規模が大きく社会的行動が複雑になると、大脳皮質の容量が増大するということでした。逆に、その容量から集団の規模や認知能力を推測することもできます。第2が「時間収支仮説」です。1日の生活は「摂食・移動・休息」、そして集団（の絆）を維持するための「社交」から成りますが、その時間配分をどうするかが時間収支の問題です。この時間収支仮説と社会脳仮説の二つを掛け合わせることによって人類の認知や社会、コミュニケーションのありようを捉え、進化の過程での言語を含む高度の知能の獲得や、現代に続く生活様式の発展を統合的に展望できるようになるのです。

†コミュニティとソーシャル・ネットワーク

ここで、ダンバー以外の近年の報告も紹介します。社会脳仮説は、複雑な社会を維持するためには高度な認知機能をベースとした問題解決能力が必要であったため、新皮質のサイズが進化していったと主張していますが、ここでは進化の過程ではなく、現代のソーシャル・ネットワークのサイズと脳の大きさとの関連性を検討しています[11]。

社会的つながりの尺度として参加者を取りまくコミュニティのサイズと、参加者個人の自己認識としてのコミュニティのサイズとを分けてデータを取りました。つまり、客観的なコミュニティのサイズと主観的なコミュニティのサイズのどちらが脳により大きな影響を与えるかという検討です。その結果、客観的なコミュニティのサイズが大きいほど、前頭葉にある眼窩前頭皮質と内側前頭前野の容積も大きくなる傾向があることが判明しました。

それとは対照的に、個人が自己認識したつながりに基づくコミュニティのサイズは脳の大きさとの関連性を示しませんでした。つまり、個人の主観的な認識よりもその地域の客観的なコミュニティのサイズのほうが重要であることがわかったのです。ここでは地域のソーシャル・ネットワークからの本人が自覚しない刺激が脳の活性化をもたらしている可能性があります。人を取り巻く多様な近隣の住人の存在が知らぬ間に影響を与えているのかもしれません。

また、この報告では個人の他者の気持ちを察する能力、つまり「心の理論」と先ほどの脳の大きさが関係していたことも判明しました。この能力も社会生活をスムーズに送るうえで非常に重要です。

現代の大きな社会での生活を円滑に送っていくためには、社交性が高いほうがもちろん有利です。この社交性と脳の大きさとの関係についても報告があります[12]。社交性という抽象的な概念をあえて数値化して測定するためのスコアがあります。そこには友人の数、彼らと過ごす時間、友人たちといると楽しいか、あるいはひとりでいるほうが好きか、などに関する17の項目が含まれています。このスコアを利用して社交性と大脳の容積との関係性を検討した結果、社交性スコアは大脳の全体、前頭葉・側頭葉と相関しました。つまり、社交性が高い人では脳が大きい傾向があるのです。このように進化の過程だけでなく、現代のライフスタイルとしての社交性も脳の大きさに影響を与えているのです。

『ネイチャー』にも脳の大きさに影響を与える要因は何かについての論文が掲載されていますので紹介します[13]。この論文ではヒトの脳サイズが、異なる複数の要因に応答して進化したことを明らかにしました。その主な要因は生態学的要因が60%、集団内での協同が30%でした。また、集団間競争が10%でそれに続く一方、個人間競争はあまり重要でなかったとしています。

この報告の目的は、生態学的知能仮説という社会脳仮説と対抗するような形で近年出てきた仮説を考慮し、生態学的要因と社会的要因を比較することにありました。ですからNOTCH2NL遺伝子のような生物学的な要因は含まれていません。

生態学的知能仮説とは、生きていくために食糧集めなど生態学的な適応の過程で脳が拡大し、知能が発達したという考え方です。たとえば採餌に不可欠ないくつかの中核的プロセスがあり、それには餌をとる場所や天敵がいる場所の把握といった空間記憶、どの程度のリスクを冒して採取するかといった価値に基づく意思決定、および予想外の事態が起きたときの適切な反応と問題解決に必要な実行機能が含まれます。そういった要素を生態に適応できるように知能を発達させていくわけです。

複雑な認知の出現に関する社会的および生態学的説明は、しばしば対立する仮説として扱われてきましたが、むしろそれらは補完的で両立するものなのでしょう。

3　最も新しく人間らしい部位から障害されるアルツハイマー病

†アルツハイマー病の診断とメカニズム

認知症の60％以上はアルツハイマー病です。他にも脳血管性認知症やレビー小体病もありますが、いずれもアルツハイマー病を併発しやすいので、やはり認知症のメインはアルツハイマー病なのです。アルツハイマー病には病原物質と考えられている2種類のタンパク質があります。一つは何度も出てきたβアミロイドというアミノ酸40前後の小さなタンパク質で、これは凝集能が非常に高く、集合してアミロイド斑を形成します。もう一つはタウタンパク質という細胞骨格タンパク質で、微小管の安定化および軸索伸長に関与しますが、アルツハイマー病では異常にリン酸化され神経細胞内で凝集して神経原線維変化を形成し、神経細胞死の原因となります。

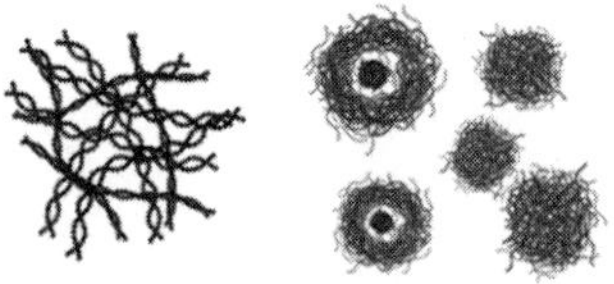
図5－8　神経原線維変化（左）とアミロイド斑（右）

臨床診断としては、認知機能の病的な低下を確認してから画像診断を行います。通常は脳の形状、つまり萎縮の有無などを調べるために、形態画像である頭部のＭＲＩかＣＴスキャンを最初に行います。

アルツハイマー病などの認知症では海馬の萎縮が有名ですが、海馬が萎縮する前から大脳皮質での糖代謝や脳血流が減少しますので、軽度認知障害（ＭＣＩ）レベルかほぼ正常の段階でも早期診断ができます。ちなみに脳血流ＳＰＥＣＴと糖代謝ＰＥＴは機能画像と言われ、よく似た画像所見を示し、ほぼ同様の検出能を持っています。ただし、認知症での保険適用があるのは脳血流ＳＰＥＣＴですので、こちらのほうが一般的に実施されています。

さて糖代謝ＰＥＴの異常所見のパターンですが、アルツハイマー病では頭頂葉後部にある頭頂連合野と大脳内側後方にある後部帯状回から代謝が低下していきます（図5－9）。

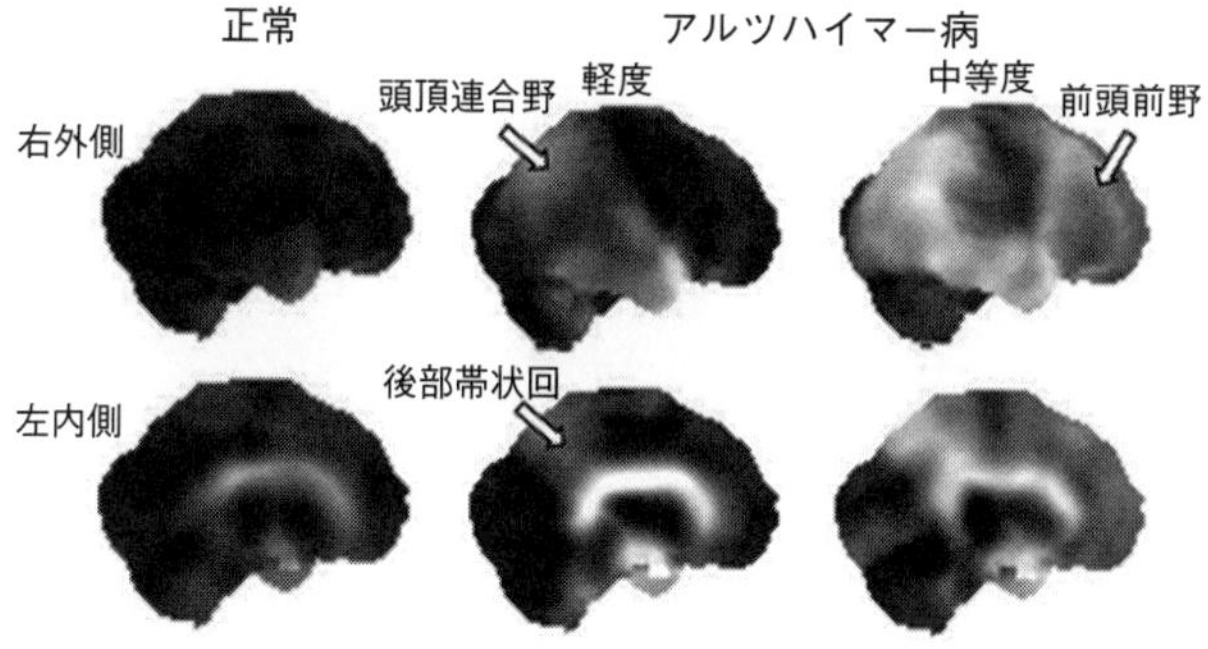

図5－9　正常高齢者とアルツハイマー病の糖代謝画像

そして病気が進行すると、前頭葉の前頭前野の代謝の減少が始まります。

アルツハイマー病で障害されやすい部位は、ヒトの脳の進化の過程で最も新しく、ほかの霊長類と比較しても大脳皮質の拡張の目立つ部位です。つまり、進化の過程で最も新しく人間らしさをもたらす部位からダメージを受けるのがアルツハイマー病なのです。その結果人間らしい脳の機能、すなわち認知機能が障害されて認知症が進行していくことになります。

アルツハイマー病で代謝が低下する部位は、ヒトの進化の過程で起きた脳の拡大の中でも、チンパンジーと比べて特に拡大が目立つ部位です（図5－10）。つまり、人間に特徴的な領域から障害されることになります。そしてこの連合野とは、様々な脳の領域をつないで情報の伝達を盛んに行う部位です。大変に多くのネットワークの中心的存在ですので、大脳のハブ

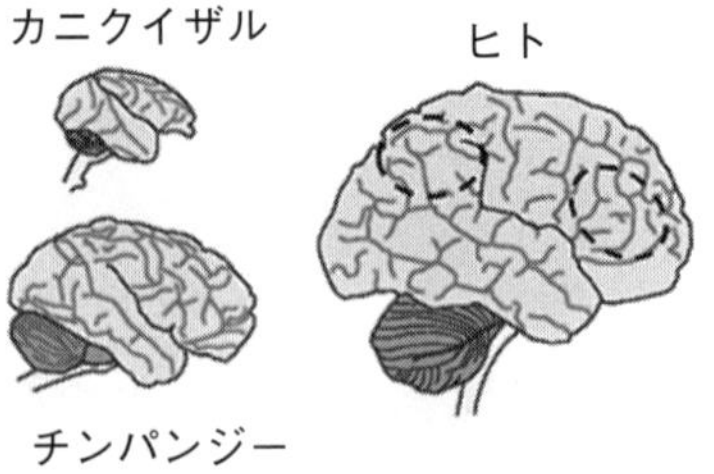

図5-10　人の大脳では頭頂葉と前頭葉の連合野が拡大する

(hub)とも呼ばれます。いろいろなネットワークをつなげ、連合する領域なので連合野と呼ばれるのです。

†脆弱な部位と好気性解糖の類似性

ここで、アルツハイマー病の病態に脆弱な部位のパターンと好気性解糖との類似性について触れたいと思います。

好気性解糖とは生体内で酸素を利用して糖(グルコース)をピルビン酸に分解し、エネルギーを産生する反応過程を指します。図5-11(左が脳の左外側面、右が左内側面)の色の白い部位は脳における好気性解糖が盛んな部位を示しています[14]。解糖系が特に高い領域には前頭前野、頭頂連合野、後部帯状回、楔前部が含まれます。それとは対照的に小脳および下側頭回では低いレベルの好気性解糖が見られます。いかがでしょう。アルツハイマー病で糖代謝が低下する部位は、好気性解糖が盛んな部位とよく似ていませんか。

もう一つ、画像上の類似性について取り上げたいのは人間独特の機能を担うデフォルトモード・ネットワーク(DMN)で、アルツハイマー病の画像所見との類似性も指摘されています。

ここでDMNについて説明しておきます[15]。安静時やボーッともの思いにふけっているときには、脳はあまり活動しないと考えられてきましたが、実はそんなときこそ活発に働いているネットワークが脳にはあります。それがDMNで、そのエネルギー消費量は脳の全エネルギー消費の60～80％を占めるとも言われています。

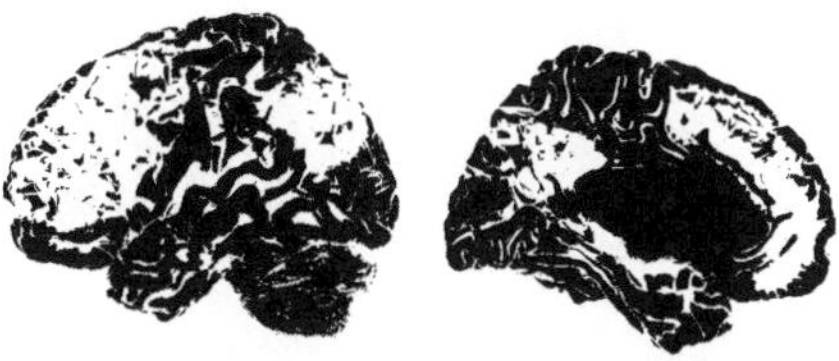

図5-11　脳における好気性解糖の分布（白色部分）

逆に何か意識的な作業をするにしても、脳全体で追加で必要になるエネルギーは5％ほどであり、いかにDMNが多くのエネルギーを消費しているかがわかります。

DMNの構成要素は後部帯状回・頭頂連合野・前頭葉内側で、これらの部位の間では非常に緊密な連携ができています。これは自己のモニタリング、記憶の定着、回想、未来に関する思考、倫理的問題や価値基準の問題、そしてひらめきにも関与していると言われ、多種多様な役割を担っています。また、おそらくは人格形成にも重要な役割を果たしていると思われます。これだけ重要な役割を担っているのであれば、エネルギーを大量に消費しても文句は言えません（正常者でのDMN活動部位は、アルツハイマー病でアミロイド沈着が起こ

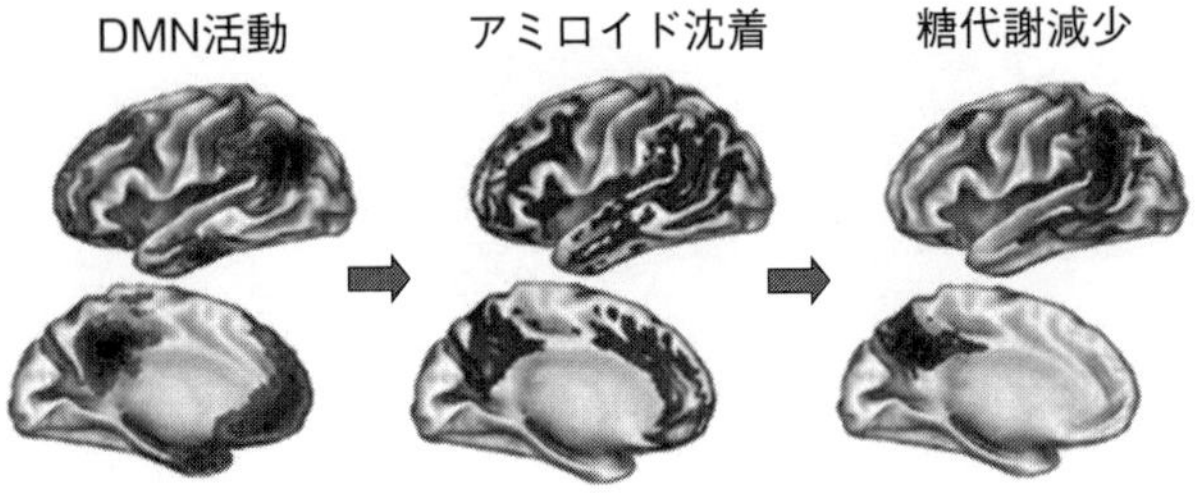

図5-12　DMNとアミロイド沈着および糖代謝低下との類似性

り、その後に糖代謝が減少する部位とほぼ一致します）。

アルツハイマー病では、βアミロイドはＤＭＮを構成する脳領域に優先的に沈着します。[16] ＤＭＮは安静状態で糖代謝が増加しますが、認知タスク施行時でも10％程度までしか減少しませんので、ほぼ常に糖代謝の高い部位と言えます。

通常は、神経細胞やシナプスの活動が活発であれば脳の代謝も上昇しますので、脳の糖代謝は脳の活動を反映します。ＤＭＮでアミロイド沈着が多いことの要因として、常に代謝活性が高い脳領域にアミロイド沈着が分布することが想定されます。

好気性解糖のマーカーは組織間の乳酸（ＩＳＦ乳酸）です。ＩＳＦ乳酸の局所差がアミロイド沈着開始前の、組織間（ＩＳＦ）のβアミロイド濃度に比例するという仮説を検証するため、アルツハイマー病のモデルマウス（Ｔｇ２５７６）の脳領域におけるＩＳＦ乳酸レベルを測定しました。[17] その結果、ＩＳＦ乳酸レベルはβアミロイドの量に比例していました

（図5－13）。

また、神経活動の増加または減少がβアミロイド生成と共変動し、アミロイド沈着前のＴｇ２５７６マウスのＩＳＦ乳酸の濃度は、調査したすべての脳領域におけるＩＳＦβアミロイド濃度およびその後のアミロイド沈着に比例していました。この結果はＩＳＦ乳酸レベルおよびアミロイド沈着の分布が、シナプスの活動および好気性解糖の脳の領域差と密接に関連していることを示唆しています。

結果としてβアミロイドの産生は脳の代謝活性に依存することが示されており、生物学的メカニズムについて十分に妥当性のある所見でした。

このように、好気性解糖の指標であるＩＳＦ乳酸レベルとアルツハイマー病の病原物質であるβアミロイドは相関するのです。こういったデータを見ると、ＤＭＮのように安静時も活動時も、つまり年がら年中活動性が高い部位にはβアミロイドが蓄積しても不思議ではありません。

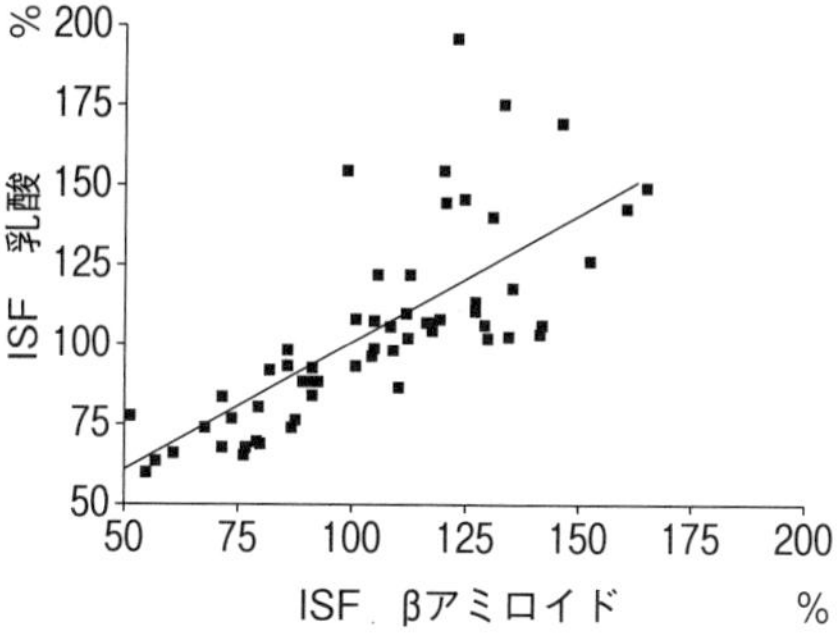

図5－13　ISF乳酸値とβアミロイド濃度は相関する

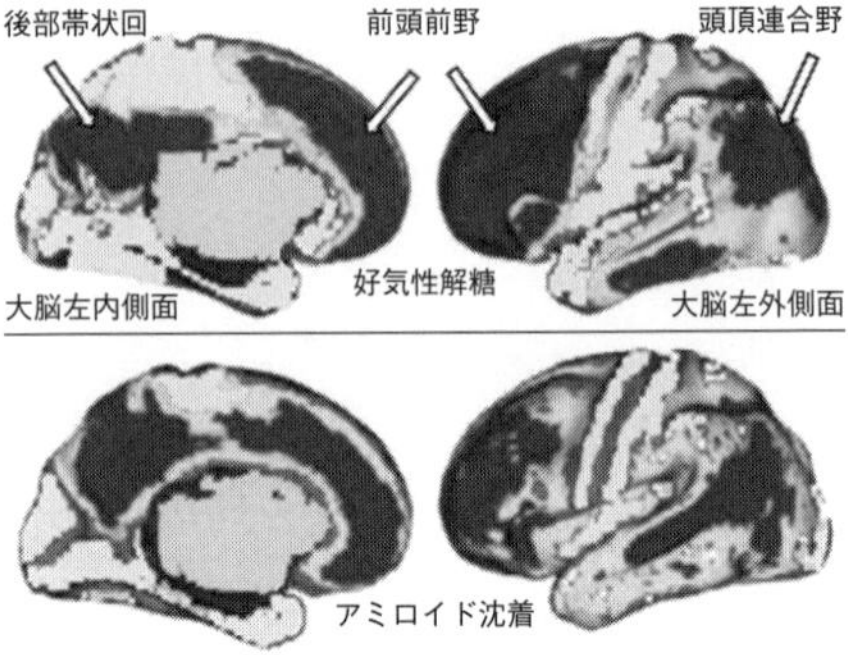

図5-14　好気性解糖とアミロイド沈着の分布の類似性

図5-14に好気性解糖のマップとアミロイドPETのマップを提示しましたが、やはり分布（色が濃い部分）がよく似ています。[18] 好気性解糖が高い部位である後部帯状回・前頭前野・頭頂連合野にアミロイドが沈着し、その部位の代謝が低下し、脳萎縮に至るのもうなずける所見です。

好気性解糖が盛んであるということは、シナプスや神経細胞の活動が盛んであるということです。その部位はＤＭＮで代表されるような人間特有の認知機能の中枢でもあり、長年の進化の過程で獲得してきた、大きく発展した脳による高度の知能の基盤です。もちろん、それ自体は人間を人間たらしめる貴重な財産であることは間違いありませんが、一方で脳の盛んな活動がアミロイド沈着と関連しているという意味でも、高度の知能と脆弱性は表裏一体なのです。

4　認知症は脳のエネルギー不全

†認知症に先行する糖代謝の異常

人間はさまざまな要因から、結果的に高度の知能を手に入れました。それを可能にしたのが急速に拡大した脳ですが、大きな脳とその機能を維持するためには代謝的に不釣り合いなコストがかかります。

実際、脳は体の糖分の25％と酸素の20％を使用しています。重量比でいえば、2％しかない脳にそれだけのエネルギーが必要なのです。したがって高度の知能は、多くのエネルギーを常に要するというリスクの上に成り立っているわけです。

人間の身体は加齢とともに老化現象というひずみが生じてきます。体を維持するための栄養の過不足や代謝の問題は高齢者につきものです。もちろん、寿命が延びた人間の脳にも代謝の問題は生じやすくなります。その一つが耐糖能異常とその前提となるインスリン抵抗性です。耐糖能異常は糖尿病になる手前の段階で血糖がやや高めの状態です。そして「インスリン抵抗性」とは、インスリンが分泌されても血糖が下がりにくくなることを意味します。

加齢とともにインスリン抵抗性が増大することは知られています。脳のエネルギー源のほとんどは糖分ですから、糖代謝の問題は非常に重要なのです。糖代謝によるエネルギーのサプライがうまくいかなくなることは、脳のエネルギー不全を意味しますが、多くの高齢者がそういった問題を抱えています。ここでは脳の糖代謝を中心に考えてみたいと思います。

糖代謝の異常はインスリン抵抗性という病気の前段階から起こります。インスリン抵抗性の脳への負の影響は、臨床的に定義された糖尿病の発症の何年も前から起こるという報告が相次いでいます。インスリン抵抗性に伴うインスリンシグナル伝達の不具合は、認知機能低下の数十年前から始まり、潜在的な脳の変化と関連している可能性があります。

ここでは、その報告の一部を紹介します[19]。正常な認知機能をもつ耐糖能異常（11人）と糖尿病（12人）の23人の高齢者（平均年齢74歳）と、正常な耐糖能を有する6人の高齢者（平均年齢74歳）でインスリン抵抗性と脳の糖代謝を検討しました。その結果、インスリン抵抗性の恒常性モデル評価（HOMA－IR）によって指標化されたインスリン抵抗性の増大は、耐糖能異常をもつ高齢者の脳の糖代謝の減少を認めました。糖代謝低下部位は前頭前野、頭頂連合野と後部帯状回で、これらの部位はアルツハイマー病で糖代謝減少がみられる部位でもあり、認知症のない耐糖能異常の段階と初期アルツハイマー病の脳の糖代謝所見の共通性が明らかにみられました。

この結果から、インスリン抵抗性のある高齢者では軽度認知障害（ＭＣＩ）の発症前であっても、アルツハイマー病様の糖代謝減少が認められたため、その何年後かにＭＣＩになり、その後さらにアルツハイマー病に進行する可能性が十分に考えられます。

同様の報告ですが、認知症のない中年後期（平均年齢、61歳）の成人１５０人について認知機能テストや糖代謝ＰＥＴ撮影を行いました[20]。インスリン抵抗性の評価はＨＯＭＡ－ＩＲを用いました。その結果、ＨＯＭＡ－ＩＲが高いほど全脳で糖代謝が有意に低下していました。また、脳の部位別での検討も行いましたが、前頭葉、頭頂連合野、外側側頭葉および内側側頭葉の大部分にわたって局所糖代謝が低下していました。この現象は、左内側側頭葉において特に強く見られました。

ＨＯＭＡ－ＩＲスコア、つまりインスリン抵抗性と関連した左内側側頭葉における糖代謝の低下は、即時記憶と記憶の遅延再生スコアの低下とも相関がみられました。なお、この記憶力低下は病的ではない範囲です。

つまり、たとえ認知機能が正常であってもインスリン抵抗性がある場合、脳の糖代謝の低下が潜在的に存在する可能性があるということです。そしてそれは今後、記憶力が低下していく可能性があることも意味します。

このように認知症やMCIがなく認知機能が正常範囲の場合でも、インスリン抵抗性があれば脳の糖代謝の減少が始まっており、軽い記憶障害も潜在的に進行している可能性があります。しかも糖代謝減少部位についてはアルツハイマー病との類似点もあり、脳のエネルギー問題はそれだけ認知機能を低下させ、認知症につながるリスクを十分にはらんでいることになります。

さらに好気性糖代謝の盛んな部位は、脳の進化の過程で最も新しく急速に拡大した活動が盛んな部位でもあり、エネルギー不足のリスクが高くその意味で脆弱です。そしてその部位のパターンはデフォルトモード・ネットワーク（DMN）のような高度の認知機能を発揮する部位と一致していて、さらに前述したようにそこではアルツハイマー病の病原物質であるβアミロイドが多く産生され沈着していることもわかっています。つまり、アルツハイマー病特有の病態に先行してエネルギー不全が起こっていることになります。

†インスリン抵抗性の脳容積への影響

これは人類の脳に関する本質的で重要な問題ですので、さらに続けていきます。糖代謝PETを撮影した26人の認知機能正常者、194人のMCI（このうち39人は2年後に認知症に進行したMCI進行群、148人は2年経っても進行しなかったMCI非進行群）および60人のアルツハイマー病患者の脳の糖代謝を解析しました。[21]

インスリン抵抗性の評価はHOMA－IRを使用しました。その結果、アルツハイマー病の場合、HOMA－IRが高いほど頭頂葉連合野・後部帯状回・内側側頭葉・海馬・前頭前野のすべてで糖代謝が低下していました。のちに認知症に進行したMCI進行群については、HOMA－IRが高くなると意外にも海馬の糖代謝は高くなっていました。

つまり、インスリン抵抗性が高い場合は、後に認知症に進行するMCIでは内側側頭領域でいったんは糖代謝が亢進し、その後、その部位の代謝が急速に低下してアルツハイマー病に進行するという過程が判明しました。この糖代謝の一過性亢進は非常に重要な所見で、エネルギーシフトの問題と関係してきます。

さてインスリン抵抗性はまた、脳容積にも影響を及ぼすようです。耐糖能異常は認知症やMCIのない中高年でも、しばしば記憶障害を伴います。糖尿病でも認知症でもない中年や高齢者の間で、耐糖能異常が記憶力の低下や海馬体積の減少と関連しているかどうかを確かめた報告があります。[22] 平均年齢は69歳の30人の高齢者で、認知機能スコア（MMSE）の平均は28・6と正常範囲でした。HbA1C（ヘモグロビンエーワンシー）は5・9％で糖尿病の基準値以下でした。耐糖能は静脈注射での糖負荷試験により測定し（経静脈的ブドウ糖負荷試験：ＩＶＧＴＴ）、脳の容積測定のため頭部ＭＲＩも行いました。

その結果、耐糖能の低下、つまり血糖値の上昇は、記憶障害、および海馬の萎縮と関連していました（図5-15）。こういった記憶障害や海馬の萎縮は、年齢とは無関係でした。したがってこれらのデータは、糖代謝の異常が海馬の構造・機能に直接影響を及ぼす可能性があることを示唆しています。

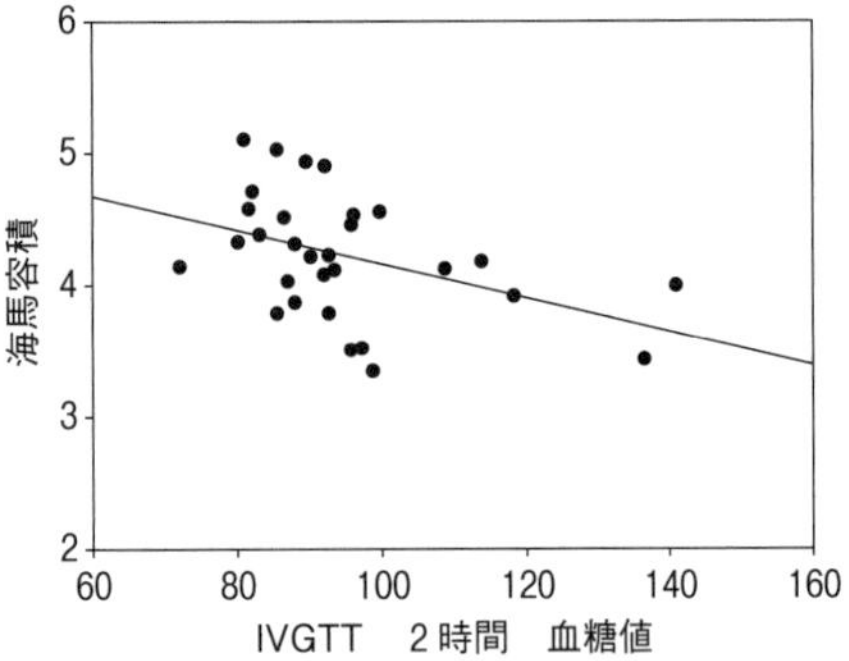

図5-15　耐糖能が低下すると海馬が萎縮する

アルツハイマー病とインスリン抵抗性について、糖代謝以外のもう一つの共通の特徴はミトコンドリアの機能不全です[23]。ミトコンドリアは糖からエネルギーを抽出するための非常に重要な細胞内器官です。好気性解糖は細胞質で行われますが、糖を分解して生じたピルビン酸は、ミトコンドリアにあるクエン酸回路と電子伝達系を通してアデノシン三リン酸（ＡＴＰ）として多くのエネルギーに変換されます。

まず、エネルギー代謝に関与する酵素はインスリン抵抗性により働きが低下し、ミトコンドリアの機能不全に関与します。ミトコンドリアでエネルギー抽出を行うための重要な酵素である、ピルビン酸デヒドロゲナーゼおよびα－ケトグルタル酸デヒドロゲナーゼの活性はアルツハイマー病で低下しています。特にピルビン酸デヒドロゲナーゼは解糖系代謝をクエン酸回路に結びつけるために重要です。多くの生体エネルギー酵素と同様に、両方とも酸化されることで活性が低下し、酵素利用の効率も低下します。逆に活性酸素種の産生は増えますので、酸化ストレスは増加します。

第二に、アルツハイマー病でのミトコンドリア機能はβアミロイドの蓄積によって影響を受けます。ミトコンドリアに入ったβアミロイドは、糖からエネルギーを抽出するのに重要な電子伝達系で働く4つの酵素複合体のうちの複合体ⅡおよびⅣの活性を阻害し、さらに活性酸素種の産生増加をもたらします。また、βアミロイドはミトコンドリアの動態（分裂・融合など）も阻害し、アルツハイマー病でのミトコンドリア機能不全を促進します。

†特徴的な糖代謝低下のパターン

アルツハイマー病の根底にあるインスリン抵抗性やミトコンドリア機能不全は、脳の糖代謝異常として糖代謝ＰＥＴで検出できます。アルツハイマー病の糖代謝低下のパターンはかなり特徴的です。最初の代謝低下は頭頂連合野、後部帯状回皮質および内側側頭葉で見られ、最終的に進行すると前頭葉や皮質下白質領域および小脳に及んでいきます。特にこの皮質下白質の広汎な傷害は、比較的若い認知症患者を重症化させる要因となる所見で、糖代謝から脂肪代謝へのエネルギーシフトが原因です。糖代謝ができなくなったことで白質（中枢神経系の灰白質の異なる領域間でメッセージを伝達する組織）のミエリンの脂質が代謝されてしまい、萎縮が進むのです。

　脳の代謝異常はアルツハイマー病の臨床発症の10年以上前から起こっている可能性がありますが、近年、アルツハイマー病の症状が出現する前に反応性または代償性の糖代謝亢進という一時的な現象が起こることもわかってきました[24]。

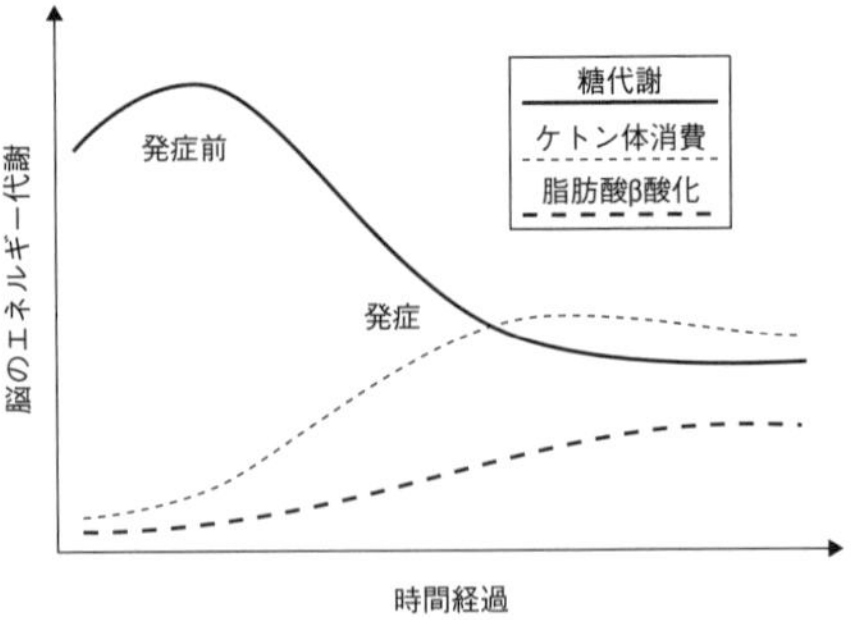

図5-16　アルツハイマー病におけるエネルギーシフト

　図5－16はアルツハイマー病のエネルギー代謝における生体エネルギーシフトの仮説モデルで、脳のエネルギー代謝に対する糖代謝、ケトン体消費および脂肪酸β酸化の相対的寄与によって表されます[24]。これまでは当初から糖代謝は低下するとされていましたが、ケトン体や脂肪酸の利用への潜在的なエネルギーシフトを伴った「発症前の一過性糖代謝亢

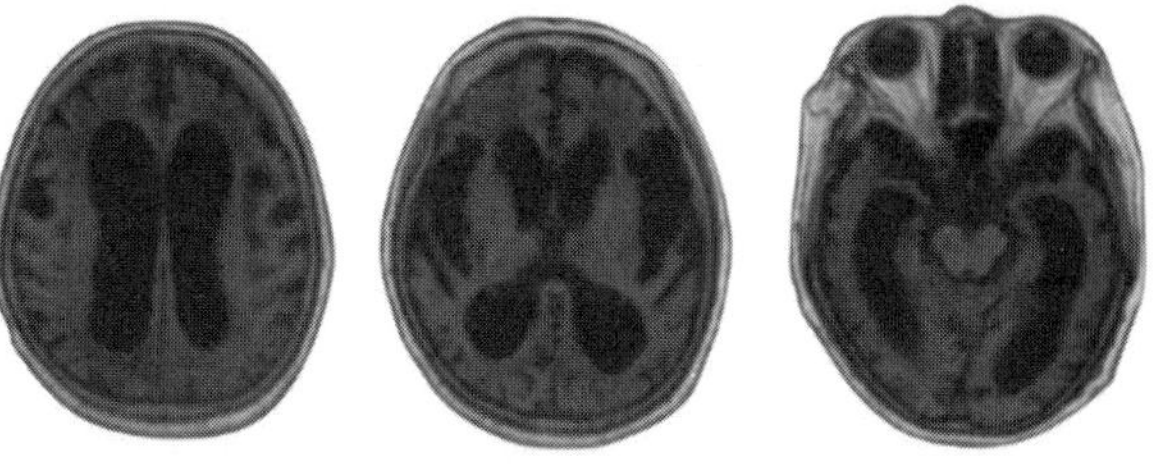

図5-17　若年性アルツハイマー病の激しい脳萎縮（MRIでは皮質の萎縮に加えて、皮質下白質の萎縮による脳室拡大が目立ちます。エネルギーシフトによりミエリンの脂質が消費された結果と考えられます）

進」が注目されています。糖代謝は一過性に亢進した後に急速に低下して発症します。このようにインスリン抵抗性は、エネルギー代謝のシフトを含む様々なメカニズムを介してアルツハイマー病の発症を促進しています。この生体エネルギーシフトはまた、アルツハイマー病の病理変化を加速させ、重症化させる原因でもあります。

インスリン抵抗性以外に、単なる加齢によっても脳のミトコンドリアの機能は低下していきます。加齢がミトコンドリアに及ぼす影響は、電子伝達系の酵素複合体ⅠとⅣの活性の低下です。さらに、活性酸素種の産生も増加します。このときミトコンドリアの数自体は減少していませんでした。したがって、酵素複合体の劣化が一番の影響であると考えられます。

加齢に伴うミトコンドリアの変化は、ミトコンドリアＤＮＡ変異も表れます。実際、ミトコンドリアＤＮＡの欠失および酸化的損傷は多くの組織、特に脳において加齢とともに蓄積していきます。このように、ミトコンドリアに関わる加齢に伴う脳のエネルギー生産システムの機能不全は、アルツハイマー病の症状や脳萎縮に先行するのです。

まとめますと、加齢に伴うインスリン抵抗性から認知症発症前に糖代謝およびミトコンドリアの機能が変化し、エネルギーシフトが始まります。さらにβアミロイドの影響が加わりミトコンドリアの機能不全が進行します。全体として、脳のエネルギー不全が認知症に先行していることになるわけです。

5　老化を感じさせない Super Ager の存在

†人とのよい付き合いが脳に及ぼす影響

近年、80代以上の高齢者の中で、記憶力で50〜60歳に引けを取らない一群の存在が注目を浴びています。その人たちは Super Ager（スーパーエイジャー）と呼ばれていて、まさにスーパーな高齢者なのですが、彼らはなぜスーパーになれたのか、そして彼らから学ぶことは少なくないのではないか、との問題提起から研究が進んでいます。これまでは認知機能が悪化してしまった方々を取り上げてきましたので、ここではそういったポジティブな意味での報告を紹介したいと思います。

もともと、このグラフ（図5－18）のように各年齢での認知機能には大きな幅がありま す[25]。高齢になるにしたがって認知機能の平均値は下がっていき、90歳を超えると平均値自体が認知症の領域に入ってきます。しかし、80代や90代でも50代や60代の平均値を上回る人も存在するのです。そういう人たちにはいくつかの共通点があります。

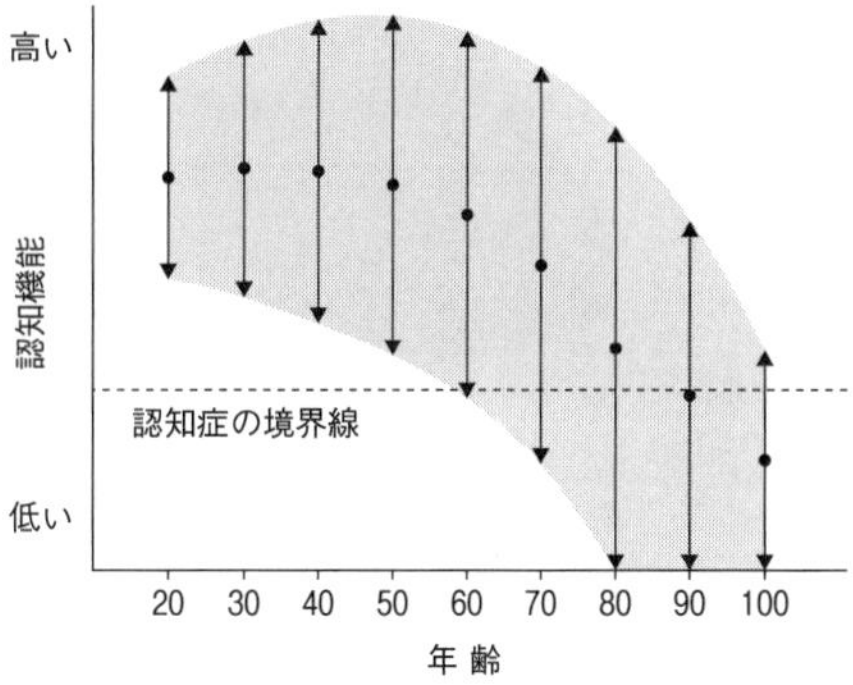

図5－18　年齢と認知機能の変化

自分の年齢よりも20～30歳以上若い人たちと同等またはそれ以上のレベルでエピソード記憶機能を有するSuper Agerと呼ばれる80歳以上の人たちの大脳皮質の厚さを測定した報告があります[26]。これは80歳代のSuper Agerたちと同年齢、つまり高齢の健常者、そして50～65歳の中高年の健常者という3つのグループを比較しています。

その3グループで、言葉のリストを記憶して時間が経ってから想起できるかどうかを調べたところ、Super Agerは高齢健常者よりも大幅に優れたパフォ

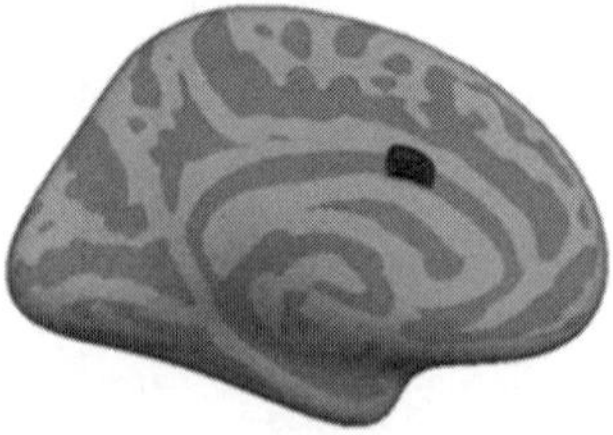

図5-19 “SuperAger”では前部帯状回皮質が厚くなる
（黒色部分が“SuperAger”で中高年よりも皮質が厚い前部帯状回）

ーマンスを示しました。また、Super Agerは中高年健常者との記憶力の差はありませんでした。

図5-19はSuper Agerと中高年健常者の脳をMRIで測定して比較し、Super Agerのほうが皮質が厚かった部位を示しています。ちなみに、Super Agerが中高年健常者よりも萎縮していた脳の部位はありませんでした。

Super Agerで中高年健常者よりも厚かった部位は前部帯状回皮質でした。ここはDMNの一部でもあり、自己認識や記憶にも関わる部位です。また社会活動にも欠かせない部位で、「心の理論」、つまり相手の立場になって考えられる視点を得るところでもあります。さらには痛みを感じたときに活動する部位でもあり、興味深いことに、他人が痛んでいる映像を見せるとこの部位が活動します。ですから、同情や共感に関わる部位ともいえるわけです。

Super Agerたちでは、この部位は健常高齢者はもちろんのこと、中高年健常者よりも厚くなっていたわけですが、それはこの部位の活動量が長年にわたり格段に多かったということを意味します。それほどよい人付き合いを積み重ねて来られた人生だったのでしょう。これは、大きなヒントではないでしょうか。

脳MRIでの測定では、Super Agerの前部帯状回皮質は20歳以上若い人たちよりも厚くなっていましたが、亡くなった後の脳の標本から前部帯状回皮質の組織学的解析を行った報告もあります。[27] Super Agerといっても高齢ですから、アルツハイマー病の病理変化である神経原線維変化（過剰にリン酸化されたタウの凝集）とアミロイド斑（βアミロイドの沈着）が存在したかどうかを調べるのが目的でした。

比較したのはSuper Ager、認知症のなかった高齢者、認知症の前段階の健忘性MCIの3つのグループです。他のグループと比較して、Super Agerでは神経原線維変化もアミロイド斑も非常に少ない結果となりました。また、神経細胞の大きさや数に差はありませんでした。この結果をみると、あと10年以上生きることができたとしても、おそらく認知症になることはなかったと思われます。

多趣味であることの重要性

ところで、私が出会ったSuper Agerは3人います。1人は94歳男性、あとの2人は85歳男性と82歳女性です。この3人は共通して認知機能が優れていて、長谷川式スケールは30点と満点で、さらに軽度の認知機能障害を検出するMoCAテストも満点でした。脳の

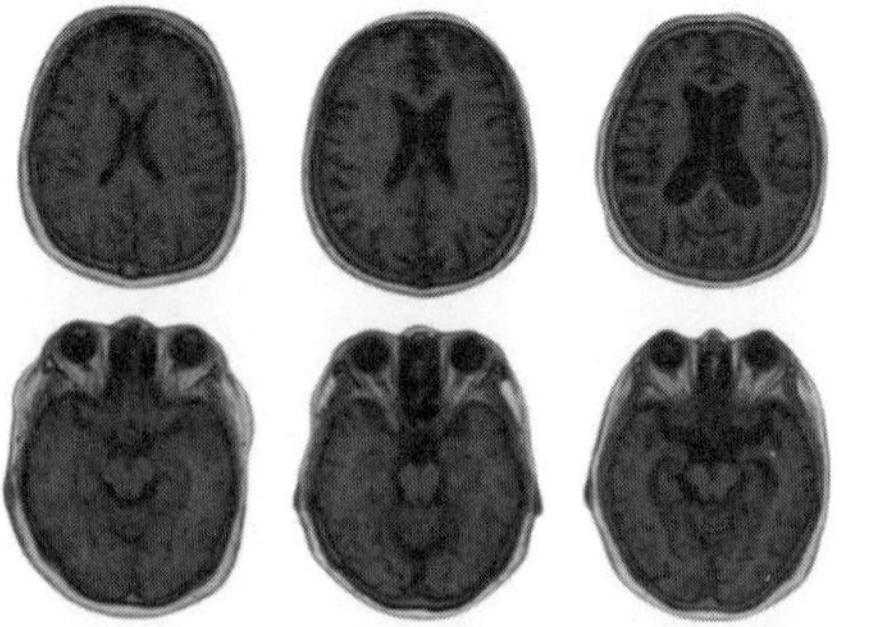

図５-20　"SuperAger"の脳画像（頭部MRI画像：左が80歳時のSuper Ager、中が同年齢正常者、右が同年齢中等度アルツハイマー病。Super Agerの脳は年齢相応の萎縮もなく、50～60歳相当の大きさ。アルツハイマー病では、脳室拡大と海馬萎縮が目立ちます）。

ＭＲＩ画像では脳萎縮はなく、ほぼ60歳と変わらない所見でした。ただし、85歳男性は小さな隠れ脳梗塞が散見されてはいました。

この３人の共通点はまず、会うといつもニコニコしていて、話すのが好きで社交的であることです。次に毎日散歩を欠かさないことで、特に94歳の男性は１万歩も歩いているそうです。そして登山、社交ダンス、ゴルフ、囲碁や絵画など、趣味を３つ以上持っていることです。

さらにもう一つは、朝起きると毎日１時間ほどストレッチをすることです。個人的にはこれが一番の驚きでした。もちろん、この３人に面識はありません。この話を聞いて、私も10分ぐらいは毎日ストレッチをするようになりました。ストレッチをしているから、長時間歩いたり登山したりしてもあちこち痛くならないのでしょう。１万歩の散歩をけがなく継続するにはストレッチが欠かせません。

そのストレッチの写真を見せていただきましたが、足を開いて前屈したときに胸が床につくほどの柔らかさでした。これなら難なく動けるはずです。

私が出会ったSuper Agerの皆さんは多趣味でしたが、こうした高齢者の趣味活動の多様性と脳の大きさについて調べた報告もあります。Super Agerの存在を知ると、趣味活動の多様性と脳容積の関係についても興味がわいてきます。

その関係を調べた研究を紹介しましょう。この報告では新潟に住む432人の高齢者を対象としています[28]。趣味を10のカテゴリーに分け、高齢者が参加した活動のカテゴリー数を数えました。分類したカテゴリーは次の10の項目です。①身体活動（ウォーキング、ジョギング、体操、太極拳、ダンス、釣り、ゴルフ、グラウンドゴルフ、登山、スキー、水泳、テニス、卓球、バレーボール、野球、サイクリング）、②ゲーム（ボードゲーム、クロスワードパズル、ビリヤード）、③旅行（旅行と運転）、④創造的な活動（絵画、工芸、切手の収集、大工）、⑤文化活動（日本の俳句、短歌、詩吟を含む、生け花、茶道、書道、詩）、⑥知識の習得（本を読み上げる、声に出して読む、歴史を勉強する、公開講義に出席する）、⑦農業活動（作物とガーデニング）、⑧歌（コーラスとカラオケ）、⑨ギャンブル（パチンコおよび株式投資）、⑩技術の使用（コンピューターの使用と写真撮影）。

次に、これらの活動にいくつ参加したかを分類しました。0項目（活動なし）、1項目、

2項目、3項目以上参加という4つのタイプです。脳容積はMRIで測定され、海馬および大脳皮質の容積を評価しました。

その結果、3項目以上の参加者では、海馬および大脳皮質の体積の両方が趣味活動をしなかったグループよりも大きいことがわかりました。これまでに自然老化のため海馬の総体積が年間約0・98〜1・12%萎縮し、大脳皮質の体積が約0・30%萎縮することが報告されています。一方、この報告では3項目以上の参加者では参加しなかったグループよりも海馬の総体積が約3・0%、大脳皮質の総体積が約1・3%大きかったので、両者には3〜4年分の萎縮に相当する差があることになります。これが何年か続けば脳の大きさの差はさらに広がるでしょう。

さて海馬だけに限れば、まったく活動に参加しなかったグループと一つでも参加したグループでは大きさに差がありました。やはり一つでも趣味があるのとないのとでは、差が大きいのです。

さらに性別での検討もしています。まず男性では、3項目以上参加したグループは1項目だけ参加したグループよりも海馬の容積が大きいことも判明しました。つまり、なるべく多くの活動に参加したほうがよいということになります。

しかし、女性では項目の数の違いによる容積の差は見られませんでした。1項目でも参加している人の海馬は参加していない人のものよりも大きいのですが、3項目以上の参加者とはさほど変わらないということです。

ということで、多様な趣味に参加することが海馬の大きさ、大脳皮質の量に関連していることは間違いなさそうです。趣味の多様性と脳容積との関連には性差がありましたが、女性の場合はコミュニティですでに強い社会関係を形成できているため、それほど多くの活動に参加する必要はなく、一方でまったく参加しない女性はそのようなコミュニティから外れ、孤立している可能性も考えられます。

趣味活動への参加は結果的に社会的つながりを強めていきます。この社会性と多様性は脳科学的には多様なネットワーク構築につながり、脳の大きさに影響を与えることになります。

†生きがいをもつこと

最後に生きがいについて触れたいと思います。「生きがい」というと漠然とした印象を受けますので、厳密ではありませんがここでは「生きる目的」としておきます。この生きる目的の有無とアルツハイマー病との関係を調べた報告があります[29]。米国シカゴで900人以上を対象として最長で7年間追跡しました。この報告の生きる目的の項目は10個あり、たとえば「私は将来の計画を立て、それを現実のものにすることを楽しんでいます」「以前は自分で目標を設定していましたが、今は時間の無駄のように思えます」というような項目に対して、5点満点で合意度を評価します。否定的な言葉遣いの項目のスコアは反転され、各参加者の合計スコアが得られ、そのスコアが高いほど人生の目的が高かったという評価法です。

なかには「人生をあてもなくさまよう人もいますが、私は彼らの1人ではありません」というような項目もあり、これは一応ポジティブな項目なのですが、米国らしいという感じがします。個人的には、これに5点はつけたくない気はします。

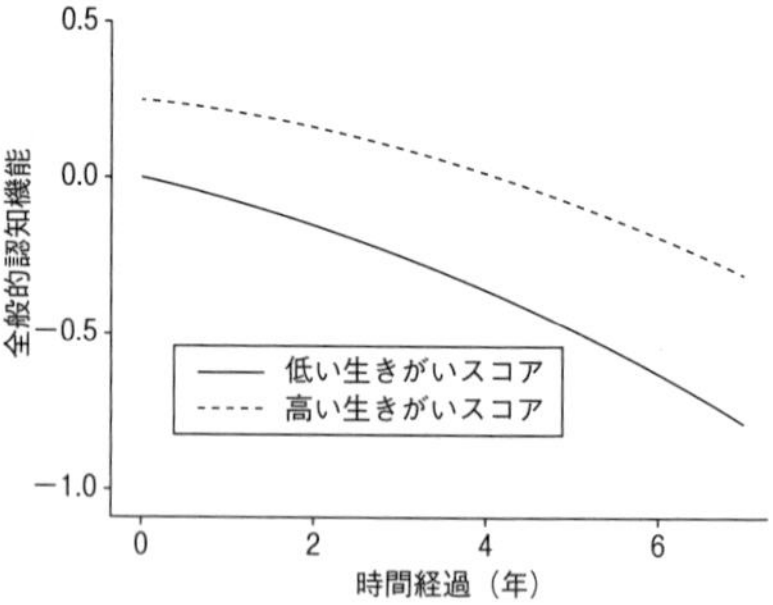

図5-21　生きがいスコアと認知機能

さて結果ですが「生きがいスコア」が高いグループは、アルツハイマー病のリスクを大幅に減少させることに関連していました。したがって、スコアで高得点を持つ人（スコア4・2）は、低いスコアを持つ人（スコア3・0）よりもアルツハイマー病にならない可能性が約2・4倍高かったということになります。

また図5－21のように認知機能の経時変化も、スコアの高いグループのほうが下がりにくいことがわかりました。やるべき目的を持っている人のほうが脳をたくさん使うのは明らかですので認知機能は低下しにくく、結果としてアルツハイマー病にはなりにくいのは理解できることです。

目的が多いほど身体活動、ボランティア活動、旅行といった様々な活動への参加機会が増えますので、社会性が高まります。多様な活動への参加は脳の多くのネットワークを使用しますので、認知機能は低下しにくくなります。認知機能が低下するどころか、80歳を過ぎても高い水準を保っているSuper Agerたちは、最大限にこのネットワークを活用していると考えられるのです。

(1) Stahl R,et al. Trnp1 regulates expansion and folding of the mammalian cerebral cortex by control of radial glial fate. Cell. 2013; 153 (3): 535–49.

(2) Liu J,et al. The Primate-Specific Gene TMEM14B Marks Outer Radial Glia Cells and Promotes Cortical Expansion and Folding. Cell Stem Cell. 2017; 21 (5): 635–649.e8.

(3) Kohono T, & Hattori M.「巨大分泌タンパク質リーリンによる神経細胞移動の制御機構」*Journal of Japanese Biochemical Society* 2016; 88: 105–113.

(4) Pollard K, et al. An RNA gene expressed during cortical development evolved rapidly in humans. *Nature* 2006; 443: 167–172.

(5) Suzuki IK,et al. Human-Specific NOTCH2NL Genes Expand Cortical Neurogenesis through Delta/Notch Regulation. Cell. 2018; 173 (6): 1370–1384.e16.
(6) Seymour RS, et al. Cerebral blood flow rates in recent great apes are greater than in Australopithecus species that had equal or larger brains. Proc. R. Soc.2019: B.28620192208 20192208.
(7) Dunbar RIM. Neocortex size as a constraint on group-size in primates. J. Human Evol. 1992 22, 469–493. doi:
(8) Dunbar RIM, Shultz S. Understanding primate brain evolution. Phil. Trans. R. Soc. B. 2007 362, 649–658.
(9) Shultz S, Dunbar RIM. The evolution of the social brain: anthropoid primates contrast with other vertebrates Proc. R. Soc. B. 2007 2742429–2436
(10) Dunbar, RIM. The Social Brain Hypothesis and Human Evolution. Oxford Research Encyclopedia of Psychology. 2022
(11) Kwak S,et al. Social brain volume is associated with in-degree social network size among older adults. Proc Biol Sci. 2018; 285 (1871): 20172708.
(12) Horváth K, et al. Is the Social Brain Theory Applicable to Human Individual Differences? Relationship between Sociability Personality Dimension and Brain Size. Evolutionary Psychology. April 2011.
(13) González-Forero M, Gardner A. Inference of ecological and social drivers of human brain-size evolution. *Nature* 2018: 557, 554–557.
(14) Vaishnavi SN,et al. Regional aerobic glycolysis in the human brain. Proc Natl Acad Sci U S A. 2010 12; 107 (41): 17757–62.
(15) Raichle, Marcus E. "The brain's dark energy." *Scientific American* 2010: 44–49.
(16) Buckner RL, et al. Molecular, structural, and functional characterization of Alzheimer's disease: evidence for a relationship between default activity, amyloid, and memory. J Neurosci. 2005; 25 (34): 7709–17.
(17) Bero AW, et al Neuronal activity regulates the regional vulnerability to amyloid-β deposition. *Nature Neuro-*

science. 2011; 14 (6): 750–6.
(18) Vlassenko AG, et al. Spatial correlation between brain aerobic glycolysis and amyloid-β (Aβ) deposition. Proc Natl Acad Sci U S A. 2010; 107 (41): 17763–7.
(19) Baker LD,et al. Insulin resistance and Alzheimer-like reductions in regional cerebral glucose metabolism for cognitively normal adults with prediabetes or early type 2 diabetes. Arch Neurol. 2011; 68 (1): 51–7.
(20) Willette AA, et al. Association of Insulin Resistance With Cerebral Glucose Uptake in Late Middle-Aged Adults at Risk for Alzheimer Disease. JAMA Neurol. 2015; 72 (9): 1013–1020.
(21) Willette AA, et al Alzheimer's Disease Neuroimaging Initiative. Insulin resistance predicts medial temporal hypermetabolism in mild cognitive impairment conversion to Alzheimer disease. Diabetes. 2015; 64 (6): 1933–40.
(22) Convit A, et al. Reduced glucose tolerance is associated with poor memory performance and hippocampal atrophy among normal elderly. Proc Natl Acad Sci U S A. 2003; 100 (4): 2019–22.
(23) Caldwell CC, et al. Targeting the prodromal stage of Alzheimer's disease: bioenergetic and mitochondrial opportunities. Neurotherapeutics. 2015; 12 (1): 66–80.
(24) Neth BJ, Craft S. Insulin Resistance and Alzheimer's Disease: Bioenergetic Linkages. Front Aging Neurosci. 2017 Oct 31; 9: 345.
(25) Hertzog C, et al. Enrichment Effects on Adult Cognitive Development: Can the Functional Capacity of Older Adults Be Preserved and Enhanced? Psychological Science in the Public Interest. 2008; 9 (1): 1–65.
(26) Harrison TM, Weintraub S, Mesulam MM, Rogalski E. Superior memory and higher cortical volumes in unusually successful cognitive aging. J Int Neuropsychol Soc. 2012; 18 (6): 1081–1085.
(27) Gefen T,et al. Morphometric and histologic substrates of cingulate integrity in elders with exceptional memory capacity. J Neurosci. 2015; 35 (4): 1781–91.
(28) Iizuka A, Shobugawa Y. Leisure Activity Variety and Brain Volume Among Community-Dwelling Older

Adults: Analysis of the Neuron to Environmental Impact Across Generations Study Data. Front Aging Neurosci. 2021 Nov 30; 13: 758562.

(29) Boyle PA, et al. Effect of a purpose in life on risk of incident Alzheimer disease and mild cognitive impairment in community-dwelling older persons. Arch Gen Psychiatry. 2010; 67 (3): 304–310.

第6章 役に立つ早期診断

1　予防も治療も生活改善から

†早期発見により進行を先延ばしに

最初に強調しておきたいことは、認知症の早期診断は役に立つということです。進行してしまってからでは、できることが少なくなってしまいます。認知症になっても早期のほうが明らかに神経細胞がたくさん残っていますし、それを活性化させることでできるだけ進行を先延ばしにできるのです。

残念ながら専門医の中にも、認知症には根治療法がないので早期診断には意味がないという考えの方がおられるようですが、それは、認知症がどんどん進んでしまい2年後にひとりでトイレに行けなくなりオムツが必要になってしまうのと、それを7年後に先延ばしできることが同じだと言っているに等しいのです。患者を介護する立場の家族にとって、それは同じであるどころか大変な違いです。

改めて強調しますが根治療法がなくても、つまり完治することはできなくても、多くの場合は年単位で進行を先延ばしにできるのです。確かに、あらゆる努力をしても病気の進行が速い患者もおられます。その場合の多くは60歳代から70歳前後の比較的若い方々です。

しかし、認知症の大半は70歳代後半から80歳代の高齢者です。そういった方々の場合、生活改善と適切な投薬で進行を先延ばしにすることができる場合が多いのです。当センターの外来でも10年ほど通院できている方も珍しくありません。もちろん、時間経過とともにもの忘れは頻繁にはなりますが、それでも自分でトイレができ、入浴や着替えもできる状態を継続するのは可能です。これができれば、自宅での生活が続けられます。素晴らしいことではありませんか。

ですから、「90歳までは自分で身の回りのことはできるようにしましょう。」という目標を掲げています。そのためには生活改善が必須です。では何からすればいいでしょうか。まずは外に出ることです。そして家の周りをグルッと歩いてみましょう。慣れたら、30分を目標に少しずつ散歩の時間を延ばしていきましょう。できれば万歩計をつけて、歩数をカレンダーの余白に書き込んでおくと励みになりますし、見当識のトレーニングにもなります。

次には他人との交流です。これはコロナ禍でずいぶん難しくなってしまいましたが、何とかデイサービスが利用できる状況になってきましたし、一部のサークルの活動も再開しています。自宅にいると緊張感がなく、脳の働きが鈍ってしまいます。もっと言いますと、脳が萎縮してしまいます。

そしてもう一つは楽しい趣味です。趣味活動への参加が多いほど脳が大きいという報告を紹介しましたが、上手か下手かは関係なく、いろいろなことにトライすること自体が脳によいことなのです。今まで使っていなかった部分が活性化して、新しいネットワークも構築されるからです。あとは、身体の健康にも気を付けることです。身体が元気でないと趣味活動も思うように参加できませんし、気分も落ち込みます。

†「脳を守るための10カ条」

さて、こういったことを踏まえたうえで認知症予防法である「脳を守るための10カ条」を確認しておきましょう。これは米国のアルツハイマー病協会が提唱しているものです。

①頭が第一――健康は脳からです。
最も大切な身体の一部である脳を大切にすることを心がけましょう。
②脳の健康は心臓から――心臓によいことは脳にもよい。
心臓病、高血圧、糖尿病、脳卒中にならないように、できることを毎日続けましょう。

これらの病気があるとアルツハイマー病になりやすいので注意が必要です。

③自分の値を知ろう――体重、血圧、コレステロール、血糖など、自分の数値をまず知っておきましょう。そして、その数値を望ましい値に保つようにしましょう。

④脳に栄養を――脂肪が少なく抗酸化物（ビタミンEなど）の多い食品を摂りましょう。

⑤体を動かす――身体の運動は血液の流れをよくし、脳細胞を刺激することになります。1日30分歩くなど、心と体をいきいきさせるためにできることから始めよう。

⑥心のジョギングを――ものごとに関心をもつことによって、脳の活力を高め、脳細胞とそのつながりの余力が生まれます。読む、書く、ゲームをする、新しいことを学ぶなど、脳を刺激することをやってみよう。

⑦他の人とのつながりを――身体と心と社会の要素を組み合わせた余暇活動は、脳を活性させるよい習慣です。人と付き合い会話を交わしたり、ボランティアをしたりクラブに加わるなどもいいでしょう。

⑧頭のけがをしない――頭のけがをしないように注意しましょう。家の中で転ばないように整理整頓をしたり、部屋の段差をなくしたりしましょう。車に乗るときにはシートベルトを使い、自転車に乗るときはヘルメットをかぶりましょう。

ます。

⑨健康な習慣を——不健康な習慣を避けましょう。
タバコをやめ、飲み過ぎないようにし、麻薬を使わないようにしましょう。

⑩前向きな考えを今日から始めよう——後ろ向きになると、ストレスのせいでドーパミンの働きが鈍くなってしまいます。逆に前向きになればなるほど、脳は活発に動き出します。

†脳に栄養を与えて健康に

では、最初の項目から順に見ていきましょう。

最初の「頭が第一——健康は脳からです」は、脳の具合は身体のすべてを司っており、脳が不健康だけど身体は健康というのは難しいということを言っています。ここではまだ具体的にどうするかは述べていませんが、重要な前提を示しています。最も大切な身体の一部である脳を大切にすることを心がけましょう。

2番目の「脳の健康は心臓から——心臓によいことは脳にもよい。心臓病、高血圧、糖尿病、脳卒中にならないように、できることを毎日続けよう」は、認知症と生活習慣病との関連が深いことを示しています。これらの病気があるとアルツハイマー病や血管性認知症などのリスクがあり、認知症になりやすくなるので、注意して予防していく必要があるわけです。

3番目の「自分の値を知ろう――体重、血圧、コレステロール、血糖など、自分の数値をまず知っておきましょう。そして、その数値を望ましい値に保つようにしましょう」は、②に関連して実行すべきことをさらに具体的に示しています。前提として、認知症も生活習慣病であるという考え方があります。

4番目の「脳に栄養を――脂肪が少なく抗酸化物（ビタミンEなど）の多い食品を摂りましょう。」と5番目の「体を動かす――身体の運動は血液の流れをよくし、脳細胞を刺激することになります。1日30分歩くなど、心と体をいきいきさせるためにできることから始めましょう。」は食事と運動に関することで、食事に気を付け肥満を防ぎ、その逆のやせすぎもフレイルという困った状況につながるので、注意する必要があることを意味します。

運動をすると持久力と筋力がつき、生活が活発になりますし、運動するためには家から外に出る機会が増えますので、必然的に社交性も増加します。また、筋肉が増えると血糖上昇が抑えられますので、糖尿病の予防にもなります。糖尿病の手前の耐糖能異常ですらいかに脳に悪影響を及ぼすかについては前述しました。血糖値、ＨｂＡ１ｃについてはその意味で、他の検査値よりも厳しめに捉えたほうがよいかもしれません。

6番目の「心のジョギング」ですが、これはうまい表現だと思います。いろいろなことに興味を持ち、新しいことにトライすることは脳を活発にします。そうすると、脳に新たなネットワークが生まれ、脳の予備能も増加し、これも認知症の予防になります。

7番目の「他の人とのつながりを——身体と心と社会の要素を組み合わせた余暇活動は、脳を活性させるよい習慣です。」ですが、これについてもいろいろな人と出会うことで、脳によい刺激をもたらす緊張感が生まれ、新しい脳のネットワークができます。つまり、脳の予備能を増やすことにつながるのです。

8番目の「頭のけがをしない」は頭を強打すると、脳挫傷や脳出血という直接的なダメージが起こりますので、まずはそれを防ぐことです。さらには頭を何度も打つと、アルツハイマー病の病原物質である異常にリン酸化されたタウタンパクが蓄積して神経細胞死がおこり、やがて脳萎縮をもたらします。

9番目の「タバコをやめ、過剰な飲酒、麻薬を避ける」ことですが、麻薬を使う心配は日本ではほぼありませんので、これは問題ないでしょう。タバコは百害あって一利なしで、脳や心臓などの動脈硬化や慢性閉そく性肺疾患につながります。

お酒ですが、適量であれば飲んでもよいと思います。個人差はありますが、2合以内が目安です。「飲むなら、運動したご褒美として飲んだほうがいいですよ。そのほうがおいしく飲めるとおもいますから。逆に運動しない日はやめましょう」、私はこのように、患者さんや家族に伝えています。

最後ですが「前向きな考えを今日から始めよう：後ろ向きになると、ストレスのせいでドーパミンの働きが鈍くなってしまいます。逆に前向きになればなるほど、脳は活発に動き出します。」というのは気持ちの持ちようを伝えています。やはり、せっかく長生きする以上は楽しく生きたほうが生活の質（ＱＯＬ）も高まります。マイナス面ばかりに目が行くと意欲が低下し、脳の活動も低下しますし、体の具合もなんとなく悪くなっていきます。

†「呆けないための10カ条」も健在

実はこの10項目は１９９０年頃、北海道大学の教授をされていた近藤喜代太郎先生が発表した「呆けないための10カ条」とよく似ていますので、それも示しておきます。

1　生涯教育
2　広い関心・興味と創造的な活動
3　趣味

4　多くの人と交わる
5　スポーツ・運動
6　頭のケガを避ける
7　歯を守る
8　高血圧の予防・管理
9　脳卒中の予防。再発予防
10　糖尿病の予防・管理

どちらの10カ条も高血圧や糖尿病などの生活習慣病の予防、頭をけがしない、運動と社会的な交流が共通していますので、普遍的な予防策です。いかがでしょう、30年以上前に示された10カ条ですが、訂正する部分はなく今でも健在です。本当によくできていると感銘を受けました。

ここで、認知症になりにくくする脳の予備能と認知予備能(3)について触れておきます。

図6－1の左側は脳の予備能を表したグラフです。脳の予備能は神経細胞の数や脳の大きさを意味します。この点では高齢者よりも若年者のほうが脳の予備能が大きいので、何らかの原因で同じ程度の病変が生じても、若年者は認知症にはなりません。

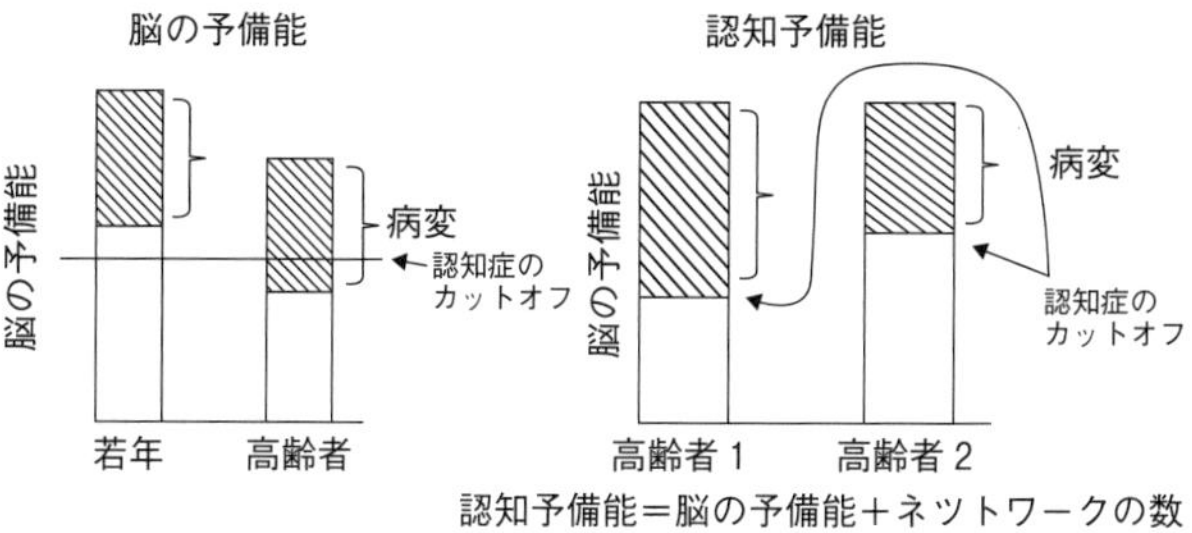

図6－1　脳の予備能と認知予備能

ところが同じ脳の予備能を持った高齢者の間でも、病変が生じたときに認知症になるかどうかのカットオフに違いがあるのです。高齢者2は小さな病変で認知症のカットオフに達しますが、高齢者1はより大きな病変でないと、認知症のカットオフには到達しません。その違いはネットワークの数にあります。

認知予備能とは脳の大きさだけを意味せず、脳のネットワークの数を含みます。ですから、脳の中でどれだけ豊富なネットワークが構築されてきたかで大きな差が生じます。では脳のネットワークを増やすにはどうすればよいでしょうか。それは一言でいえば「多様性」を獲得することです。具体的には先ほどの10カ条にある「多くの人と交わる」「広い関心」「趣味」などがその好例です。認知予備能という点でも10カ条は生きているのです。もちろん病変が加わらないことも重要で、脳卒中や頭のケガには気を付けて、脳の予備能自体も減らさないようにしましょう。

2　運動習慣は海馬を大きくする

†アルツハイマー病と海馬の神経細胞との関係

海馬は主に記憶を司る部位でアルツハイマー病の病態の影響を受けやすく、早期から萎縮する部位の一つです。ところがこの海馬の歯状回では、成人の脳では珍しく神経新生が起こると言われています。この現象は成体海馬神経新生と呼ばれ、このプロセスは、海馬内外に張り巡らされている回路全体に必要な可塑性（必要に応じて変形できること）を与えます。

それにもかかわらず、ヒトにおける成体海馬神経新生のメカニズムに関する直接的な証拠らしいものはありませんでした。したがって生理学的にはもちろん、病的老化の状況であっても、新しい神経細胞がヒト歯状回に生まれるかどうかを確認することは、治療の可能性につながる重要な問題です。

そこで、厳密に管理された条件下で得られたヒト脳サンプルと最先端の組織処理方法を組み合わせて検証したところ、90歳までの認知症のない高齢者の歯状回で数千の未熟な神経細胞を同定することができました。[1] 90歳までというのは驚きでしたが、これらの神経細胞は、成体海馬神経新生の分化段階に沿って徐々に成熟していきました。

それとは対照的に、これらの神経細胞の数と成熟過程はアルツハイマー病が進行するにつれて徐々に減少しました。これらの結果は、ヒトにおける生理学的・病的老化における成体海馬神経新生の持続性を実証し、アルツハイマー病の記憶障害の根底にある新たなメカニズムを提示しました。

もう一つの最近の研究では、52歳から97歳までの45人の軽度認知障害（ＭＣＩ）とアルツハイマー病患者を検査したところ、健康な高齢の患者と比較して、すべての段階で未熟な神経細胞の数が減少したことが示されました。[2] 海馬組織の免疫組織化学は、未熟な神経細胞のマーカーであるＤＣＸが陽性の神経細胞の密度の低下を示しました。

ＤＣＸ陽性細胞は新生したばかりの未熟な神経細胞であるはずなのですが、アルツハイマー病進行中にProx1やNeuNなどの成熟細胞のマーカーと一緒に標識されていました。この所見は、神経新生の早期にすでに老化現象が始まっていることの分子レベルの証拠になります。

興味深いことに神経新生の低下は、神経原線維変化やアミロイド斑が少ない初期段階においても観察されました。また、歯状回の幹細胞およびＤＣＸ陽性細胞はアルツハイマー病の90歳までの患者で観察されましたが、全体的な数は健常高齢者と比較して著しく減少していました。さらには、認知機能と神経新生との間の相関関係も認められています。今後はアルツハイマー病患者の神経新生低下に関与するメカニズムと生理的な老化現象とで、どの程度の共通性があるかが明らかにされていくでしょう。

このようにして海馬では神経新生が起こり、認知機能低下とともにその数が減少することも示されました。ということは、海馬にとって好ましい刺激を与えると神経新生が活発になる可能性もあるわけです。

†認知機能の低下を防ぐ運動の効果

MCIは認知症の手前の段階ですが、その15%以上が1年以内に認知症に進行し、40%は改善するという報告もあり、介入の重要な機会であり進行するかどうかの分岐点です。その介入の一つの手段としての運動は、認知機能の低下に対抗するための有望な戦略です。フレイルに関する報告からも、身体と脳の親密な関係性が明らかになってきました。

その運動の効果についての報告を見てみましょう。[4] まず、散歩やジョギングなどの有酸素運動は、健康な高齢者の記憶と海馬の容積を改善したとの報告があります。MCIの高齢女性では、スクワットや腕立て伏せなどのレジスタンストレーニングと有酸素運動の両方が記憶を改善させることもわかっています。

　この報告では、さらに海馬の容積に対する有酸素運動とレジスタンストレーニングの両方の影響を調べました。この調査の対象はMCIの70〜80歳の86人の女性で、6カ月間、週2回の運動プログラムを実施しました。この運動プログラムの内容ですが、①有酸素運動、②レジスタンストレーニング、③対照（ストレッチ）の3群に分けて比較しました。また、初回と6カ月後に頭部MRI撮影を行い、海馬の体積も測定しています（図6－2）。

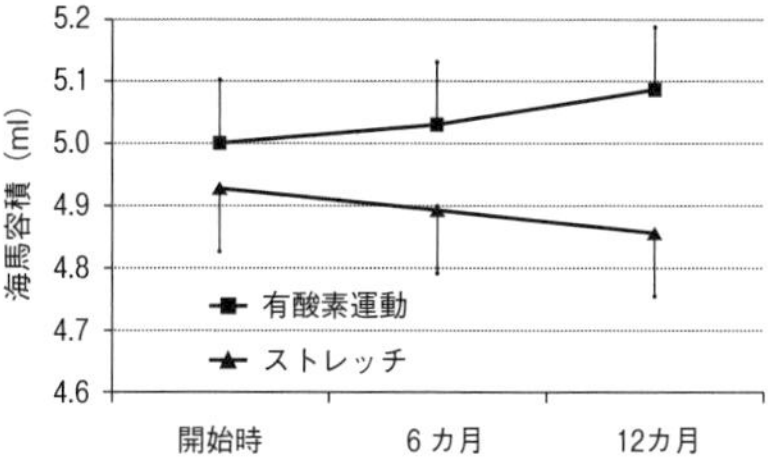

図6－2　有酸素運動とストレッチの右海馬容積の変化の違い

　有酸素運動により両側海馬容積が大幅に改善しました（p≦0.03）。両側海馬容積の変化は、有酸素運動で261（㎣）増加、レジスタンストレーニングで135（㎣）減少し、対照も106（㎣）減少していました。

　以上の結果から、有酸素運動はやはり有効なようです。有酸素運動をすることで歯状回の神経新生が刺激され、海馬の体積が増加した可能性があります。レジスタンストレーニングも有酸素運動と組み合わせたほうがよさそうです。ストレッチは無効とのことでしたが、有酸素運動をけがなく長期間

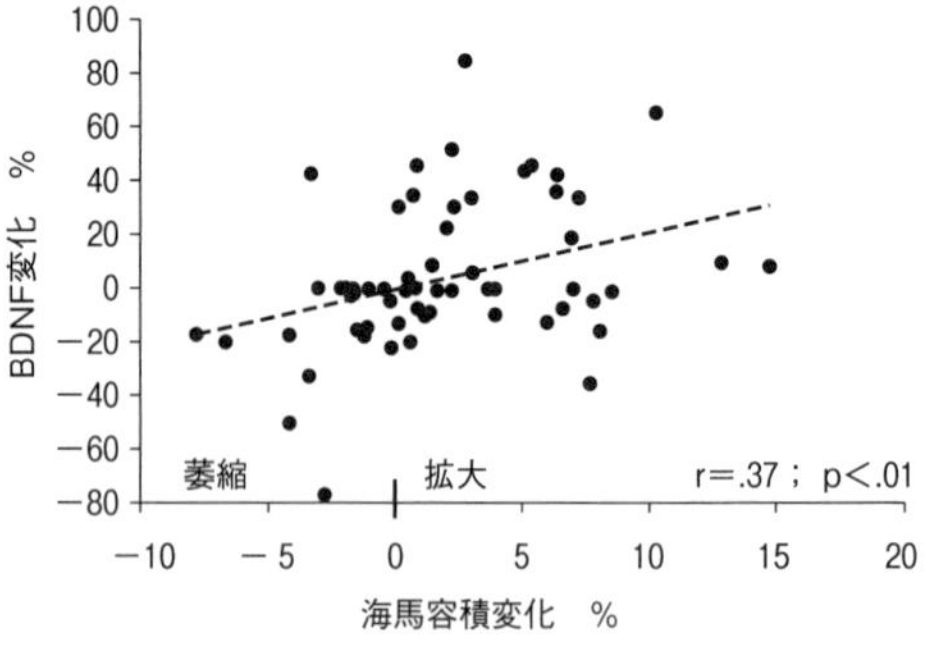

図6－3　血中BDNFと海馬容積の変化

継続するためには、ストレッチの併用も大事であることを付け加えておきます。

他にも有酸素運動と記憶や海馬との関係についての報告があります[5]。120人の高齢者が有酸素運動を行ったところ、海馬の容積が増加し、記憶の改善につながったことを示しています。この運動訓練は海馬容積を2％増加させ、加齢に伴う海馬容積減少の2年分に相当する減少を逆転する効果がありました。

また海馬容積の増加は、海馬歯状回における神経新生を促進する血中の脳由来神経成長因子（BDNF）レベルが増加することに関連していました（図6－3）。海馬容積は対照群では減少しましたが、事前介入として有酸素運動を行うと容積の減少は減り、事前の運動が海馬の容積を保護することにつながることを示唆しています。このように、有酸素運動は高齢者の海馬容積の減少を防ぐことに有効で、記憶の改善にも有益であることがわかりました。

†身体活動の重要性

次は機能性MRIを利用して海馬の活動性と有酸素運動との関係を調べた報告です[6]。海馬は記憶の入り口ですので、様々な脳の部位との接続があります。有酸素運動をするとそれがさらに活発に機能するかどうかを測定しました。対象は平均年齢77歳の高齢者32人で、そのうちMCIと正常高齢者が16人ずつでした。

12週間の有酸素運動の前後で記憶のスコアの測定と機能性MRI撮影を行ったところ、MCIも正常者も記憶のスコアが改善していました。最初の機能性MRI測定でMCI群は、正常群と比較して、海馬の接続性が低かったのですが、有酸素運動後は接続性の改善率が正常群よりも高くなっていました。

脳の各部位のネットワークは高度な認知機能にとって不可欠です。海馬は特に脳の記憶の中心的存在で、有酸素運動でこの部位のネットワーク活動が盛んになり、記憶の改善をもたらしたというのはとても意義のある結果でした。こうしたネットワーク活動の変化は脳の容積の変化よりも鋭敏ですから、普段の診療でも使用したいところです。

これまでの報告では主に有酸素運動の海馬への影響が中心でしたが、前頭前野の活動を活発にするとの報告もみられます。これまで、MCIや正常高齢者についての身体運動による効果について述べてきましたが、アルツハイマー病に進行した患者への身体運動の報告も多く、その結果をまとめた総説があります[7]。

正常高齢者と比較しつつ、アルツハイマー病患者の日常生活動作や認知機能に対する身体活動の影響を調査した16の論文の解析をしました。被験者は合計945名（70〜88歳）で、身体運動がアルツハイマー病患者の認知機能および日常生活動作の改善と関連していることがわかりました。

サブグループ分析では30〜45分間の身体運動を週に3〜4回、12週間以上継続した場合、アルツハイマー病患者の認知機能の改善に強い効果が認められることが示されました。身体運動は有酸素運動と混合運動（有酸素運動と嫌気性運動）の両方とも効果があるようです。さすがに認知症に進行した場合、身体運動で海馬の容積が大きくなったという報告は今のところありませんが、進行を遅らせる効果は認められていますので、運動を積極的に行ったほうがよいのは間違いなさそうです。

3　認知症治療薬は効く薬ではなく効かせる薬

†認知症治療薬の処方と生活指導

現在利用できる認知症治療薬は4種類あり、その効果については、認知症の専門医からもあまり効果がないという意見を聞くことがあります。しかし私の経験では、生活改善のための指導を行ってから処方した場合、意欲の改善や会話がスムーズになるなど何らかの効果が認められることのほうが多く、これはさらなる生活の活性化につながる重要な効果なのです。

ですから認知症治療薬に効果がないという意見には賛同できませんが、彼らがなぜそう思ったかという理由については見当が付きます。それはおそらく、生活改善のための指導をしていないからでしょう。投与しても効果が見られないケースはほとんど1日中家にいる、運動をしない、人と話をしない、朝からテレビを観ている、趣味がないなど、身体的・社会的な活動をほとんど行わない人たちです。そういった人たちで効果がみられないのは無理もありません。

南極観測隊の隊員の脳が萎縮していたことは前に述べました。平均年齢33歳の若くて毎日働いている隊員の脳が萎縮していたのです。同じ場所で同じ人と長期間いるだけで、仕事はしていても若い健常な脳が萎縮するのです。まして認知症が始まった高齢者がずっと家にいるとすれば、薬が効くはずがありません。ですから生活改善のための指導をせずに薬を処方しても効果があまり見られないのは当然で、効かないのは医師が使い方を間違えているということです。

治療薬には、薬理作用というものが確実にあります。それは神経と神経をつなぐ神経伝達物質を増やす作用で、神経と神経がつながろうとしたときに効果を発揮します。つまり、薬が効く状況を設定する必要があるのです。

「神経がつながろうとする」とは脳が新しい事象に出会い、それに対応するために新たなネットワーク形成を必要とする状況です。つまり、新鮮な刺激が脳に加わった場面とも言えます。それはたとえば知らない人たち数人と会話をする場合、やったことのない習い事を始めるとき、散歩をしながら季節の移り変わりに気づいたときなど、緊張感とわくわく感があり楽しい気持ちになるときです。そういった場を用意するために、地域のサークル活動やイベントなどコミュニティを活性化してきたのです。

また、コロナ禍でコミュニティの利用が制限されたときには介護保険をうまく使い、なるべく安全なデイサービスなどに参加することも代替案としてお伝えしてきました。75歳以上の高齢者でこういった指導を受け入れていただき、積極的に参加される方の多くは薬の効果も発揮され、認知症の進行は遅くなります。

しかし残念ながら、熱心に生活指導を行う医師は、認知症専門医でも決して多くはありません。生活指導は時間がかかり、なかなか理解していただけない患者もいますので根気が必要です。確かに手間のかかることではありますが、軽度の認知症で脳萎縮も少ない場合、進ませてしまってはもったいないです。医師には、そこで、きちんと有効な治療のための説明や生活指導を行う義務があるのです。

実際、他の病院の認知症専門医を受診し、数年治療を受けてから事情があって当センターに通院するようになった患者でも、生活指導を受けたことがないことは珍しくありません。診断をして薬を処方し、そのまま2カ月に1回通院していたとのことです。そのような治療でも効果が出ることもありますが、その場合の多くは患者や家族が自ら情報を得て毎日散歩したり、趣味活動を積極的に行ってきたりした場合に限ります。

†医師と患者・家族とのコミュニケーションの重要性

さて、当センター外来での認知症治療薬ドネペジルの使用効果について示します。

投与開始時の平均年齢81歳の37人について、個別に長谷川式スケールを6カ月ごとに測定しました。平均値は6カ月後に上昇し、その後緩やかに減少していきますが、個々の効果は図6-4のように非常に差があります。効果が見られない場合の多くは2年以内に投

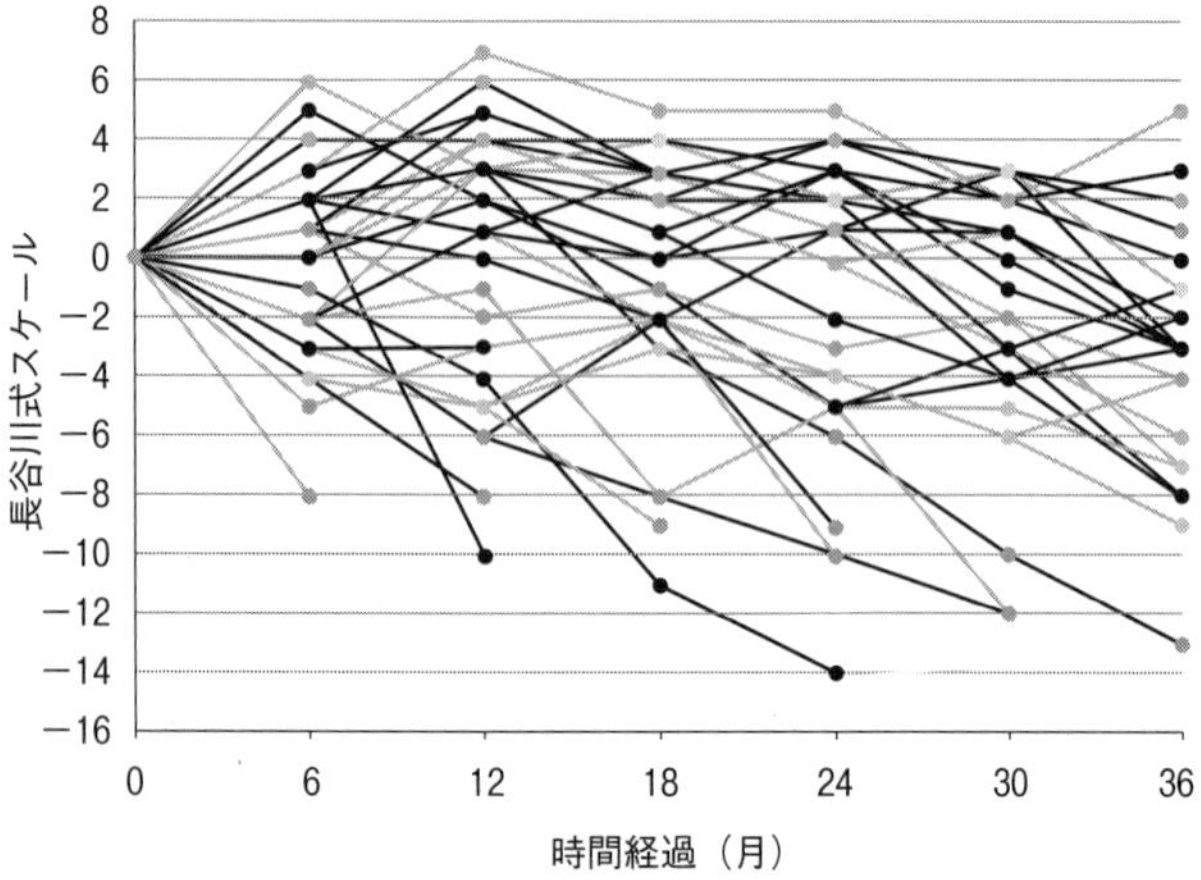

図6－4　ドネペジル投与後3年間の経過

与終了となります。あるいはてきめんに効く場合もあり、3年経過しても生活支援を受けながら独居を継続できている方もいます。つまり、ドネペジルの効果は使ってみなければわからない面が大きいのです。

私たちは、軽度のアルツハイマー病で効果の見られた患者では後部帯状回の血流が増加していたことを報告しました[8]。その血流増加は一時的な現象でしたが、多くの場合、その後の認知症の進行はゆっくりでした。その対象者で血流が増加するかどうか、進行が遅延するかどうかの違いについては客観的なデータを取っていなかったので推測になってしまいますが、身体活動や社会活動の活発さと関係していたという印象があります。

図6－5では通常の治療のイメージと認知

症治療の戦略を対比させました。認知症治療の場合、左側では効果はあまり期待できません。認知症治療薬が本来持つ薬理作用を発揮するには、症状改善という臨床的な効果を発現する環境が必要なので治療の手順が違うのです。右側のように薬の効く環境をまず整えて準備してから薬物療法を開始すると、薬理作用が意欲の改善などの症状改善効果として発揮され、さらに活発な生活になっていくという好循環が生まれます。そして、この好循環を確認しながら薬物量を慎重に増量していくのです。

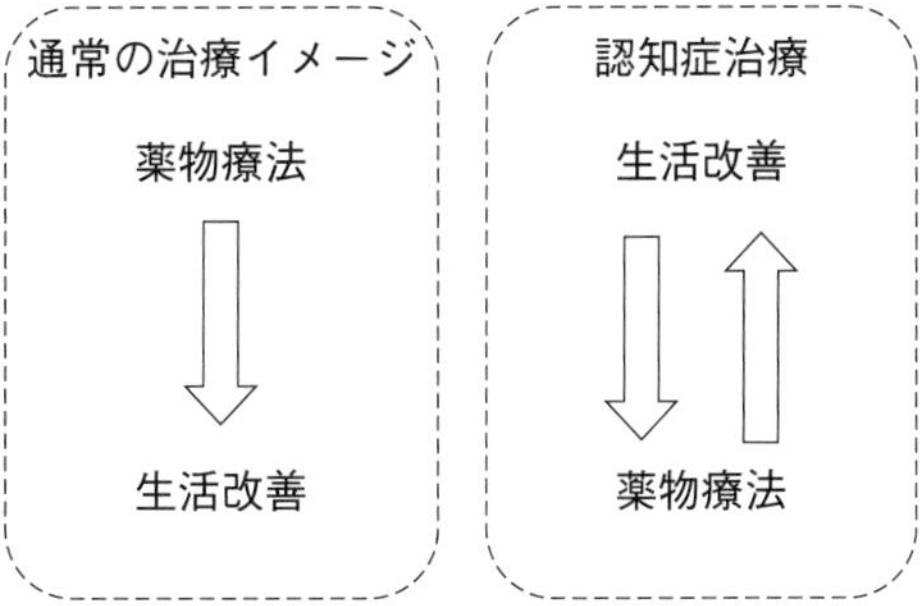

図6－5　認知症治療は生活改善と投薬の相乗効果

　ここで重要なのは、好循環が起きていることを患者と家族にフィードバックすることです。そうすると、たとえば「毎日散歩を1時間するようになりました」「それは素晴らしいですね。ぜひ続けてくださいね」というような会話になるでしょう。他には「最近水彩画を習いに行くようになって、風景を描いています」「それはとてもいいですね。今度写真にとって是非見せてください」というのも日常的な診察で行われている会話です。

ここで重要なのは、患者が何をしたかを話したときにその状況や内容を掘り下げて聞いていくことです。もちろん健忘症がある方が大半なので、思い出せない内容も多いですが、本人が感動したり印象に残ったりした場面は意外と覚えているものです。それを聞いて本人にポジティブなフィードバックをすることで、また続けていこうというモチベーションにつながるのです。

認知症診療は、たとえば外科の手術の後のように「悪いところはすべて切除しました。良かったですね」「先生のお陰で治りました。ありがとうございます」というような、敏腕外科医がスパッと手術で解決するテレビドラマのようにはいきません。指導とフィードバックの積み重ねで、認知症の進行を先延ばしにしていく地道な作業なのです。

それでも効果が認められた場合に、根本治療がない疾患でも何かしらできることがあり、人の脳の脆弱性と耐久力（レジリエンス）の両面を診療の場面で実感できるのが、認知症診療の奥深いところです。

（1）Moreno-Jiménez EP, et al. Adult hippocampal neurogenesis is abundant in neurologically healthy subjects and drops sharply in patients with Alzheimer's disease. Nat Med. 2019; 25（4）: 554-560.
（2）Babcock KR, et al. Adult Hippocampal Neurogenesis in Aging and Alzheimer's Disease. Stem Cell Reports.

2021; 16 (4): 681–693.
(3) Stern Y. What is cognitive reserve? Theory and research application of the reserve concept. J Int Neuropsychol Soc. 2002; 8 (3): 448–60.
(4) ten Brinke LF, et al. Aerobic exercise increases hippocampal volume in older women with probable mild cognitive impairment: a 6-month randomised controlled trial. Br J Sports Med. 2015; 49 (4): 248–254.
(5) Erickson KI, et al. Exercise training increases size of hippocampus and improves memory. Proc Natl Acad Sci U S A. 2011; 108 (7): 3017–3022.
(6) Won J, et al. Hippocampal Functional Connectivity and Memory Performance After Exercise Intervention in Older Adults with Mild Cognitive Impairment. J Alzheimers Dis. 2021; 82 (3): 1015–1031.
(7) Zhou S,et al. Physical Activity Improves Cognition and Activities of Daily Living in Adults with Alzheimer's Disease: A Systematic Review and Meta-Analysis of Randomized Controlled Trials. Int J Environ Res Public Health. 2022; 19 (3): 1216.
(8) Iizuka T, Kameyama M. Cholinergic enhancement increases regional cerebral blood flow to the posterior cingulate cortex in mild Alzheimer's disease. Geriatr Gerontol Int. 2017; 17 (6): 951–958.

第7章 AI時代の認知症対策

1　ＡＩとどう向き合うか

†ＡＩは優秀で勤勉な「子ども」？

人工知能（ＡＩ）と私の関わりですが、6年ほど前から深層学習などの機械学習を利用して主に脳の画像の識別を試みてきました。ＡＩに取り組もうと思った理由は、これまで人間の知能に関わる仕事をしてきたこともあり、「人工知能」がメディアに大々的に取り上げられたときに、「軽々しく知能と言ってほしくない」という懐疑的な思いからでした。

そこでＡＩ、特に深層学習についての解説書を3冊ほど購入し、シンプルなニューラルネットワークを作るところから始めました。確かに、画像の識別に優れていることはすぐにわかりましたが、その性能は学習の元となるデータの質と量に依存することが実感できました。

ＡＩの性能はプログラムの性能も大事ですが、それ以上にデータの質と量が決定的です。結局、そのデータは人間が用意するわけですから、かなりの割合が人間の能力にかかってきます。ですから医療に使うＡＩの性能も、医療データの質にかかってきます。つまり、それを提供する医師の能力が問われることにもなるのです。

そうはいっても、ＡＩの、膨大な情報からの特徴抽出能力は非常に優れています。人間がこれまで気づかなかった画像上の特徴を短時間で探し当てることができますので、使いようによっては大変頼もしいツールになります。

ＡＩがデータにどれほど依存しているかの典型例が２０１５年の「グーグルフォト問題」でした。グーグルフォトというアプリには写真にタグをつけて仕分ける機能があるのですが、黒人の女性の写真に「ゴリラ」とタグをつけてしまったのです。「おい、俺の彼女はゴリラじゃないぞ！」との友人の男性の書き込みで発覚しました。グーグル側は謝罪しましたが、実はこれはＡＩのミスではありません。

ＡＩは高性能なので、ネット空間に出回っている情報をほとんど網羅的に学習しており、黒人をゴリラ呼ばわりする人間の書き込みが多かったのが最大の原因です。ＡＩの学習能力は高く常に情報を更新し、最も高い確率で分類していきますが、それが何を意味するかの判断はできないので、こういったよからぬデータからもそのまま学習してしまうのです。いわば、非常に優秀で勤勉な「子ども」なのです。よいＡＩになるかどうかは、結局はデータを提供する親である人間次第ということになります。

†ＡＩにできること・できないこと

さて、ＡＩには大きく分けると教師あり学習と教師なし学習があり、データのラベルがあるのが教師あり学習、データのラベルがないのが教師なし学習です。教師あり学習でのデータのラベルとは、たとえば猫や犬の写真のデータであればそれぞれ写真に猫・犬とラベルしておけば、猫と犬の写真の特徴を自動的に抽出し、識別することができます。したがって頭や胴体がどういう形で模様がどうとか、人間が一般的に知っている特徴を教える必要はありませんが、ある程度豊富なデータは必要です。少数のデータ、たとえば10匹ぐらいの学習では識別はできません。体や顔の向きが違った写真であれば、やはり１００枚以上は必要でしょう。

この教師あり学習では分類と回帰ができます。分類は画像の分類が典型的で、回帰は学習した多くのデータから未知のデータを予測することです。私の分野でいえば、認知症患者の脳画像から本来の認知機能を提示することができます。それが実際の認知機能スコアよりも高ければ、本来はもっと症状が軽いはずで、よけいに悪化させている何らかの要因があると考えることができます。

教師なし学習では主成分分析やクラスタリング（機械学習の１種でデータ間の類似度に基づき

データをグループ分けする手法）といったデータから、共通の特徴を持ったデータをいくつかの集合に仕分けることができます。そこから、どのような分類基準であったかをあとから人間が見て気づくことができます。

次にＡＩにとって不得意なこと、現状ではできないこともまとめてみます。まずは目標設定です。何を目標とすべきか、その目標を達成する価値があるのか、なぜそれをやるべきなのかという判断はできません。目標設定は価値判断の問題でもあり、これは人間が考えてＡＩに指令する必要があります。

次は、起こっている現象の意味の理解です。現象を分類したり予測したりすることはできますが、その意味合いや判断理由の説明はできません。ＡＩは基本的に寡黙で、とても優秀で勤勉ですが自らはなんの主張もせず、データに基づいた判断しかできません。

そしてもう一つ不得意なことは、少ない学習データからの分類や予測です。データは多いほうが望ましいので、希少例の抽出は不得意です。なぜなら、希少例の検出にはデータの特徴の意味合いが関わってくるからです。

では、どうしてＡＩには意味の理解や価値判断ができないのでしょうか。それは一言でいえば「意識がない」からです。機械に意識がないのは当たり前ですが、どうすればＡＩに意識を持たせられるかを真面目に研究している人たちもいます。「統合情報理論」、そのほかにも意識に関する理論があります。

ＡＩに意識が宿るとしても、どのような価値判断や意味付けをするかは教育の問題、つまり人間がどのような質と量のデータを提供するかにかかっています。私たちの価値判断や意味付けもまたこれまでの記憶、つまり情報の集積に依存しています。今までにどのような内容の情報を与えられたか、そしてその情報に基づいてどのような行動を起こしたか。その結果のフィードバックの情報も蓄積されていき、適切な判断をしていくようになります。ただ、与えられた情報が偏った内容ですと判断も偏っていきます。教育を誰がどうやって実行するかは簡単な問題ではないのです。

2　ＡＩによる脳画像や顔写真からの早期診断

†画像識別能力の活用

さてＡＩを認知症の診療に役立てようと考えた場合、最もすぐに実現できそうなことは画像診断です。なぜなら画像の識別はＡＩ、特に深層学習の得意技だからです。私たちはこの深層学習を使って脳血流ＳＰＥＣＴの画像を識別させるＡＩを作ってみました（図7

－1）。

このＡＩは構造こそシンプルですが、アルツハイマー病、レビー小体病と正常者の脳血流画像を約90％の精度で見分けることができました。これまでも認知症の脳血流画像を統計的手法の補助で分類することはできましたが、どうしてもある程度の専門的な知識が必要となります。ＡＩを使うと、そういった知識が必要ではなくなるところが最も優れた部分です。

まずアルツハイマー病の脳血流画像所見の特徴ですが、早期は頭頂連合野、後部帯状回から減少が始まり、進行するにつれて側頭葉、前頭葉にも血流減少が広がっていきます。しかし運動・感覚野は障害を免れるので、その部位の血流は保持されます。

一方、レビー小体病では早期から後頭葉（一次視覚野と視覚連合野）・頭頂連合野・楔前部の血流減少が認められます。特に後頭葉の所見はアルツハイマー病など他の認知症との識別に有効ですが、一方で、アルツハイマー病で早期から血流減少がみられる後部帯状回は相対的に保持されます。後頭葉の血流所見のみによるレビー小体病とアルツハイマー病の鑑別精度は70％程度で、さほど高くはありません。

そこで、レビー小体病でのもう一つの特徴的所見である帯状回島徴候（cingulate island sign：CIS）に近年注目が集まっています[1]。レビー小体病では後部帯状回の血流が相対的に

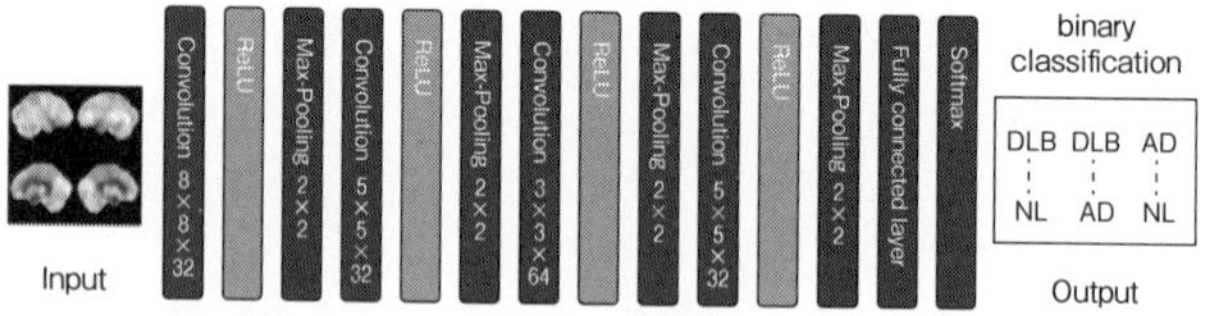

図7－1　画像識別のための深層学習の構造

保持され、島状に残存します。アルツハイマー病では通常、後部帯状回では早期から血流や糖代謝が低下するため、この2つの認知症画像を鑑別するうえでも重要な所見なのです。

この帯状回島徴候の検出にはもう一つ、重要な意味があります。レビー小体病の約80%は多かれ少なかれアルツハイマー病を併発するので、これを通常型と呼んでいます。逆に、アルツハイマー病を併発しないケースを純粋型と呼んでいますが、純粋型のほうが幻視やパーキンソン症状が目立ち、アルツハイマー病で目立つ記憶障害は比較的軽度です。

通常型ではアルツハイマー病の病理所見が多い場合、記憶障害が目立つようになり、臨床像は非常にアルツハイマー病に近づきます。帯状回島徴候はアルツハイマー病の病理（神経原線維変化）が少ないと出現し、多いと消えてしまいます。レビー小体病の場合、アルツハイマー病の病理が多いと海馬が萎縮しますので、海馬萎縮が目立つケースでは帯状回島徴候は出現しにくい傾向にあります[2]。ですから、この帯状回島徴候がみられる場合は純粋型のレビー小体病と言えるわけです。

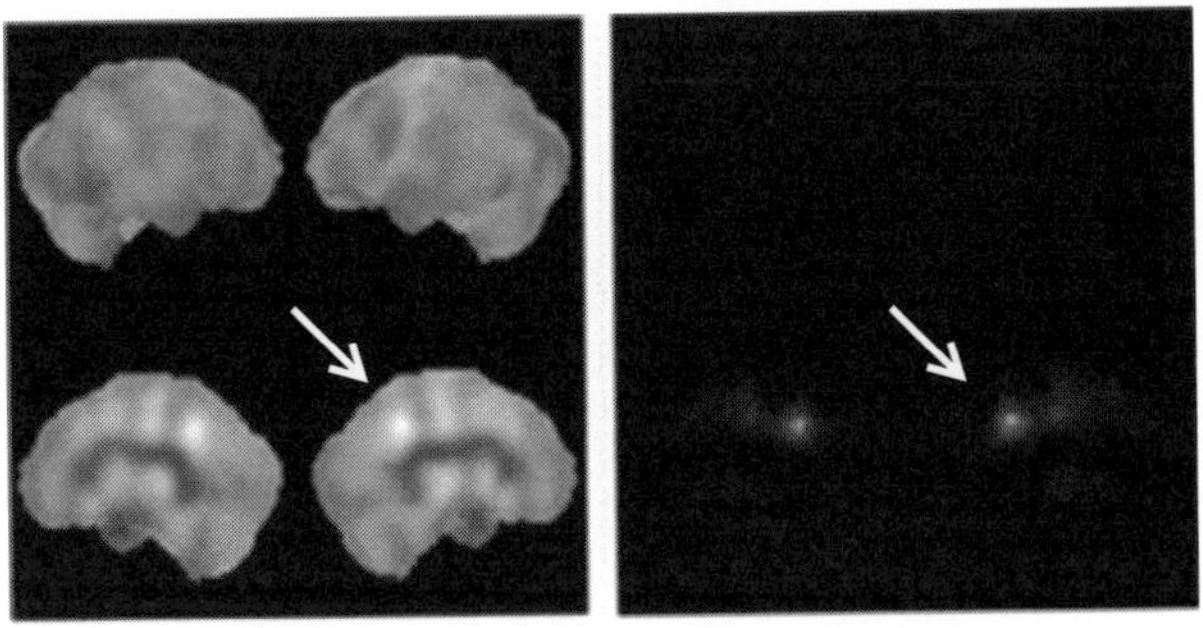

図７－２　AI は帯状回島徴候でレビー小体病と判断
（Guided Grad-CAM は注目した部位以外は消してしまうプログラムですが、レビー小体病の画像では後部帯状回のみが残りました。）

この帯状回島徴候という所見についてやや詳細に説明した理由は、ＡＩがこの所見を見つけ、画像を識別していることが判明したからです[3]。ＡＩは性能こそよいものの、判断した根拠は説明できないのでブラックボックスと言われていました。しかしGradient weighted Class Activation Mapping（Grad-CAM）という技術を使えばＡＩが注目している領域を可視化することができます。

Grad-CAMを使用したところ、アルツハイマー病とレビー小体病の識別において、ＡＩがレビー小体病の画像を判断する際に後部帯状回に注目していることが明らかになりました（図７－２）。この帯状回島徴候が最初に提唱されたのが２００９年であることを考えると、たった10年ほど前まで人類に知られていなかった特徴を比較的単純な構造のＡＩが15分程度の学習で簡単に見つけてしまったことは感慨深いものがあります。

帯状回島徴候は機械学習による主成分分析を使用した際も、レビー小体病とアルツハイマー病の鑑別に有用であることが確認されています[4]。このようなＡＩを利用した画像診断は、特にダブルチェックやスクリーニングの手段として用いることにより医師の負担を大幅に軽減し、診断精度の向上に貢献できるものと考えています。

✝さらに簡便な検査の実用化に向けて

脳画像というような医療用画像ではなく、普通の顔写真で認知症かどうかがわかれば、もっと簡便にスクリーニングができるはずです。私たちは２０２１年に、顔写真で認知症患者と正常高齢者を90％の精度で見分けるＡＩを開発しました[5]。このＡＩは脳画像識別に使用したものよりも何倍も大きく複雑な構造で、顔写真から判断した認知症の程度を表すスコア（Face AI score）を数値で出すことができます。そのスコアと認知機能（MMSE）との関係性を調べると、強い相関が認められました（$p = 3.25 \times 10^{-35}$）。

果たして顔だけで認知症がわかるのかと疑問に思われる方も多いかもしれませんが、顔の表情には脳や身体の情報がたくさん詰め込まれているのです。前述しましたがＡＩの強みは特徴抽出で、人間が気づかないような些細な特徴を見つけ出すのは得意です。この論文の内容は２０２１年1月の『読売新聞』に掲載され（図7－3）、ネットでも反響を呼びました。

脳血流画像のＡＩによる診断も新聞に載りましたが、さほど反響は大きくありませんでした。さすがに顔写真は脳画像より遥かに身近ですから、ネット上でも多くの書き込みがありました。そこで最も多かったのは、「高齢者の運転免許更新時に使用したらどうか」という意見でした。確かに大勢の短時間でのスクリーニングには向いていますが、現在のような3年おきの免許の更新期間は長すぎますので、毎年チェックする必要はあるでしょう。

顔写真で認知機能の低下を見分けるAIのイメージ

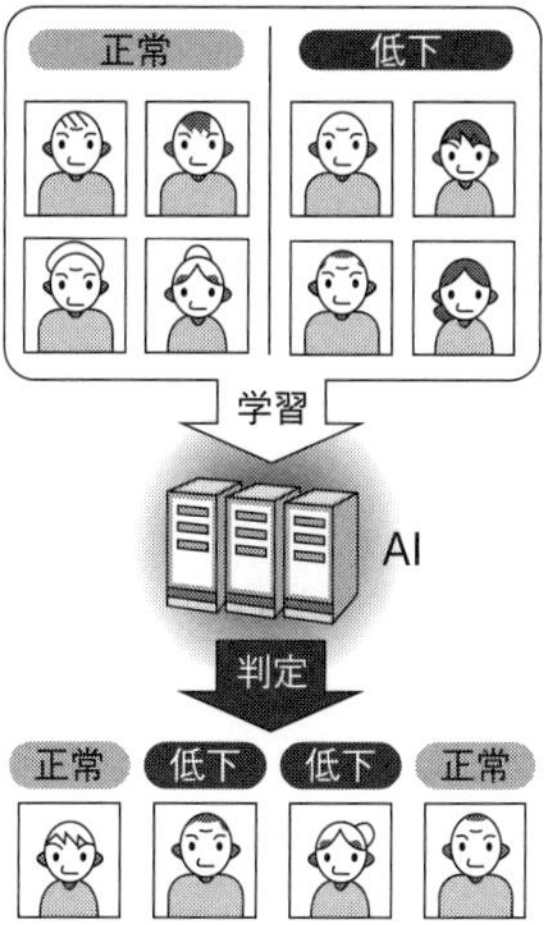

図7－3　AIを使って顔写真から認知症を診断
（2021年1月26日読売新聞）

そして次に多かった書き込みは「やはりそうでしたか」という意見で、認知症の親の介護をされている多くの方からの賛同のコメントでした。なかには「認知症が進んでいくうちに親の表情が変わっていくのに気が付きましたが、家族だから気づくのだと思っていました。ＡＩにそんなことができるのですね」というコメントもありました。やはり認知症患者の身近な方は気づいておられるのです。この論文で使用した写真は、背景を抜いた正面写真です。データが増えれば、背景があっても横顔でも、同様の精度に高めることができると考えています。

3　脳とＡＩをつなげる

†医療現場でのＡＩの活用

脳とＡＩをつなげるというのは少し現実離れした話に聞こえるかもしれませんが、すでに研究はかなり進んでおり、十分に現実味はあるのです。

これはBrain Computer Interface（ＢＣＩ）というマイクロチップで、これを脳に埋め込んで無線でＡＩと交信し、脳の信号を取り出してそこから特徴抽出をして機器に伝え、その機器が脳が意図した作業を実行します。たとえば何らかの動作や会話を頭に思い浮かべるだけで、ロボットアームを動かしたり言語化したりすることができます。

この技術の最先端にいるのが米国テスラ社ＣＥＯのイーロン・マスク氏が多額の投資を

して立ち上げたNeuralinkという会社です。サルの脳にチップを埋め込み、ゲームをさせている動画がYouTubeで人気です。最初はジョイスティック（レバーを傾けることで方向入力ができる機器）を握って操作しているのですが、その間の脳の信号をＡＩが学習し、脳の信号とスティックの動かし方の関係性という特徴抽出を短時間で行いますので、途中からは念じるだけでゲームを続けています。ここまで来ると、大きな期待と同時に恐ろしさも感じます。自分の考えを抜き取られることもあるでしょうし、場合によっては脳に情報を書き込むことで洗脳も可能になるからです。

ただ医療に関わる立場からすれば、ＡＩが障害のある方の大きな助けになるのは間違いないので、早く実用化されてほしいです。何らかの障害で話せない人の言いたいことを、脳の活動の信号からテキスト化しようとする論文もすでにいくつか出ています。この図7－4のように、手書きをしているイメージを浮かべるだけで脳の信号からテキストを書き出します[6]。毎分90文字を94％の精度でタイプします。

このようなＢＣＩの技術は運動感覚系で発展してきました。今後は認知リハビリテーションのための有用なツールを構成し、認知機能障害のある人のための学習や記憶の回復などにも適用できる可能性はあります。

これまでも、ＡＩを使用しないニューロフィードバックによる認知リハビリテーションは試験的に行われてきました。認知機能が低下すると脳波測定でα波（8-12Hz）の振幅が低下し、出現頻度も減少して、それより遅いθ波（4-8Hz）が増えることが知られています。この脳波を確認しながら、刺激となるタスクを与えてリアルタイムで脳波の改善を確認していくのがニューロフィードバックです。

この方法で短期記憶などの改善につながったとする報告もありますが、多くの研究を総括したレビューでは有効と決定づけるデータが不十分とのことでした[7]。やはり、ＢＣＩ技術とＡＩを組み合わせたニューロフィードバックがより有望だと考えられます。

しかし運動感覚系に比べると、認知機能は複雑で個人差も大きく、適切なフィードバック刺激の作成は簡単ではありません。実行機能などの高次認知機能の根底にあるプロセスがネットワークのような広範に分散した神経回路を形成し、それが経時的に変化していくからです。また、運動や感覚のような強固（robust）なシステムではなく、新しい出来事、解決すべき問題、初めて会う人などに柔軟に対応するためのネットワークの可塑性（必要に応じて変形できること）が認知機能には必須です。つまり、より複雑でより可塑性が高いのが認知機能なのです。

一方で運動感覚系には、時間軸で変化していくような可塑性は必要ありません。朝起きて右手の親指を動かそうとしたとき、左足の小指が動いたりしては困るからです。そこは

robustでなければならず、同じく感覚系もあまり変化してはいけない分野です。

もちろん、スポーツなどの新しい動作を反復して覚えるには手続き記憶が関係しますので、大脳の運動野に加えて小脳・基底核が関係し、ある程度の可塑性が必要になりますが、認知機能に比べれば限定された可塑性といえます。したがって認知リハビリテーションでは、目的とする記憶・注意や学習などに関わる脳の領域がどのような可塑性を持つか、それをどのように利用していくかが重要になります。

†認知リハビリテーションと身体活動・社会活動

認知リハビリテーションを実現させるためには認知機能の変化を時間軸で測定し、適切なフィードバック刺激を与える必要があります。もう少し具体的に言うと、十分な可塑性のある特定の脳領域や関連するネットワークが働くとき、BCIから送られてくる神経信号の活動パターンをAIが特徴抽出をして、それと同様の神経信号が得られるようなフィードバック刺激をAIが設計していくのです。

そして、その刺激のフィードバックで得られた脳信号の活動パターンをモニターして効果を確認し、必要に応じて修正しながら、さらにフィードバックを繰り返して活動パターンを強化していくという「強化学習」を行っていきます。そのハードルは低くありません

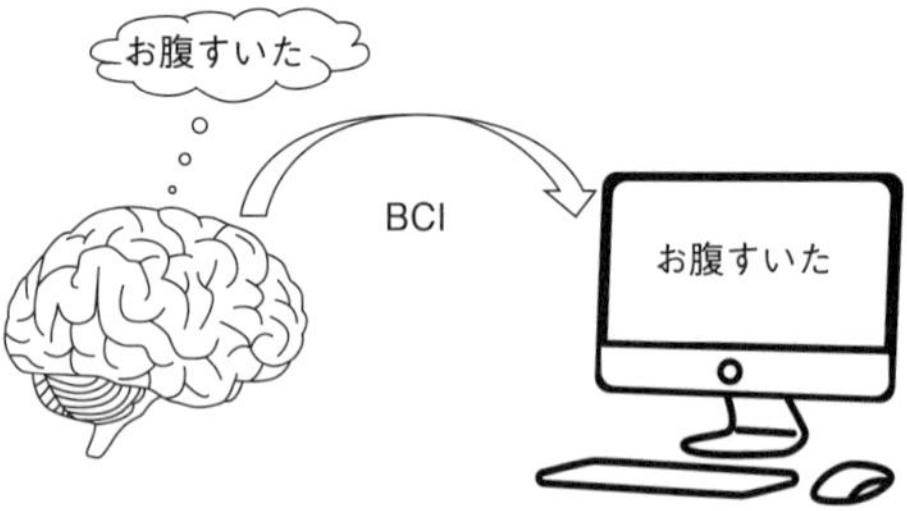

図７−４　BCI で脳信号を検出し AI で文章作成

が、ＡＩの特徴抽出能力とＢＣＩ技術の高さから、注意・短期記憶のような比較的シンプルな認知機能領域については、ＢＣＩとＡＩによる認知リハビリテーションが可能になる日も遠くないと思われます。特定の認知機能ごとのフィードバック設計を個人別に行い、その効果についての検討を重ね、徐々に組み合わせて拡張していく。そのような戦略をとることになるでしょう。

しかしＢＣＩとＡＩによる認知リハビリテーションが可能になったとしても、身体活動と社会活動は併用していく必要はあると思います。やはり脳機能は、身体性や社会性と切り離して維持することはできないからです。そして、この身体活動や社会活動の脳への効果もＢＣＩ技術でモニターしフィードバックできる可能性があります。特に身体活動については、最近広がってきた「コグニサイズ」という運動と認知課題を組み合わせた方法がありますが、ＢＣＩで効果をフィードバックして「強化学習」につなげることは近い将来実現できるのではないかと思われます。それに比べると、社会活動のフィードバックはやや複雑とは思われますが、それも不可能ではないでしょう。ともかく、高度のＡＩ技術が認知症対策に貢献できる日が早く訪れることを期待したいと思います。

（1）Iizuka T, Kameyama M. Cingulate island sign on FDG-PET is associated with medial temporal lobe atrophy in dementia with Lewy bodies. Ann Nucl Med. 2016; 30: 421–9.

（2）Iizuka T, et al. Cingulate island sign temporally changes in dementia with Lewy bodies. Sci Rep. 2017; 7（1）: 14745. doi: 10.1038/s41598-017-15263-2.

（3）Iizuka T, et al. Deep-learning-based imaging-classification identified cingulate island sign in dementia with Lewy bodies. Sci Rep. 2019; 9（1）: 8944. doi: 10.1038/s41598-019-45415-5.

（4）Iizuka T, Kameyama M. Spatial metabolic profiles to discriminate dementia with Lewy bodies from Alzheimer disease. J Neurol. 2020; 267（7）: 1960–1969. doi: 10.1007/s00415-020-09790-8.

（5）Umeda-Kameyama Y et al：Screening of Alzheimer's Disease by Facial Complexion Using Artificial Intelligence. Aging（Albany NY）2021; 13: doi: 10. 18632/aging.202545.

（6）Willett FR, et al. High-performance brain-to-text communication via handwriting. *Nature*. 2021 May; 593（7858）: 249–254.

（7）Trambaiolli LR, et al. Neurofeedback and the Aging Brain: A Systematic Review of Training Protocols for Dementia and Mild Cognitive Impairment. Front Aging Neurosci. 2021; 13: 682683.

おわりに

ここまで読んでいただきありがとうございました。

これまでお伝えしてきましたように、世界一の高齢化社会であるわが国では、新型コロナウイルスの感染拡大の影響により、医療・介護の連携が機能不全におちいりました。そして、高齢者の自発的ロックダウンなどによる社会的孤立によって認知症の患者が増え、症状がさらに悪化しました。現在はワクチン接種の普及などにより医療・介護の連携は回復傾向にはありますが、感染リスクから依然として十分な活動ができない状況です。したがって、ポストコロナにおいても以前の状態に戻ることは困難ですが、まずは「新オレンジプラン」が提唱する7つの柱に基づき、医療・介護の連携も含めた人と人とのつながりを重視していく必要があります。多様なつながりを修復し、強化し、さらに増やして、地域の認知症への対応力を高めていきたいと考えています。また、個々の高齢者・患者が趣味を広げ、運動を習慣化することを心がけることが認知症予防、進行の抑制につながることになりますので、そのための啓発活動も重要です。そして、私たち医師や医療スタッフは患者・家族とコミュニケーションを取ることを心がけ、早期発見・早期生活改善・早期治療により進行を少しでも遅延させていく役割があります。さらには、今後確実に進化していくＡＩも有効に活用することや、βアミロイドを除去したり脳の炎症を抑えたりするような根本的治療のための新薬が登場した時には積極的に使用していくことが望まれます。こうして、国や自治体の支援を受けながら地域の医療介護の資源や先端技術をフル活用して、認知症のパンデミックと向き合い続けていくことになるのです。

新型コロナウイルスは、「つながり」を断つウイルスでした。その点では実に巧妙にできているといえます。かくも長期にわたり、人と人の間に距離をもたらし、自粛生活に追い込み、これまで築いてきた多様で緊密な連携に大きなダメージを与えてきました。地域の認知症対策に関わってきた立場としては、「つながり」の重要性をこれほどまで意識したことはなかったかもしれません。コロナ禍は私たちに、ソーシャル・ディスタンスとソーシャル・ネットワークの相反する脳への影響を明確に提示しました。

もう一つコロナ禍から学んだのは、認知症とは何か、という本質的な問題です。もちろん、まだ不明な点は多いのですが、少しずつ理解は進んでいます。人類の長い歴史の中での感染との関わり、それ以前の進化の過程での脳の急速な発達・拡大とそれに付随するエネルギーの問題。人類が歩んできた道を遡って考えてみました。

特にアルツハイマー病の特性として、脳の感染との関わりもエネルギー供給の問題もantagonistic pleiotropy（拮抗的多面発現）として捉えることで、それまで無関係だと思っていた現象同士の関わりが見えるようになってきました。これは、遺伝子がもたらす生物の特徴である形質が、若い頃は有益でも、加齢とともに有害な面が顕在化していくという、進化的トラップを意味します。アルツハイマー病についての進化的トラップは、直接的な証明には至っていません。しかし、炎症との関係性、エネルギーの問題やβアミロイドの蓄積に関する様々なデータの整合性を詰めていくと、進化的トラップとして捉えることで私としては納得できる部分が大きかったのです。また、それは日常診療から得られた感覚と矛盾するものではありませんでした。臨床医としては、日常診療で患者さんから教えられたこと、その多くは感覚的なものですが、まだエビデンスもなく解明されていない問題に直面した時に、それが頼りになるのです。これからもその感覚を大事にしながら診療にあたりたいと考えています。

これまでの地域での活動は、多くの医師や医療・ケアのスタッフの皆さんに支えられて実現できたものばかりです。会議がオンラインになってから2年が過ぎましたが、そろそろ集まって話し合いたいという思いが強まっています。情報交換はできても、どこか物足りなさを感じ、ちょっとしたコミュニケーションの不全感が残ります。やはり、一緒に「いる」という感覚は大事でした。社会性がはぐくまれる距離が、「ソーシャル・ディスタンス」の本来的な意味なのかと思いつつ、安心して「3密」ができる日を心待ちにしています。

末筆になりますが、この本の出版にあたっては、筑摩書房の松田健編集長の大変適確なご指導なしには、ここまでたどり着けませんでした。心より感謝いたします。

図版出典一覧

図1－8 ：第1章末文献2
図3－1 ：第3章末文献8
図3－5 ：第3章末文献11
図3－6 ：第3章末文献12
図3－7 ：第3章末文献14
図4－1 ：第4章末文献23
図5－3 ：第5章末文献3
図5－6 ：第5章末文献6
図5－7 ：第5章末文献7
図5－11：第5章末文献14
図5－12：第5章末文献16
図5－13：第5章末文献17
図5－14：第5章末文献18
図5－15：第5章末文献22
図5－16：第5章末文献24
図5－18：第5章末文献25
図5－19：第5章末文献26
図5－21：第5章末文献29
図6－1 ：第6章末文献3
図6－2 ：第6章末文献4
図6－3 ：第6章末文献5

ちくま新書
1670

認知症《にんちしょう》パンデミック

二〇二二年七月一〇日 第一刷発行

著者 飯塚友道（いいづか・ともみち）

発行者 喜入冬子

発行所 株式会社 筑摩書房

東京都台東区蔵前二-五-三 郵便番号一一一-八七五五

電話番号〇三-五六八七-二六〇一（代表）

装幀者 間村俊一

印刷・製本 三松堂印刷 株式会社

ISBN978-4-480-07492-8 C0247

ちくま新書

1500 マンガ 認知症　ニコ・ニコルソン　佐藤眞一
「お金を盗られた」と言うのはなぜ？　突然怒りはじめるのはどうして？　認知症の人の心の中をマンガで解説。読めば心がラクになる、現代人の必読書！

1584 認知症そのままでいい　上田諭
「本人の思い」を大切にしていますか？　治らなくていい、と知れば周囲も楽になれる。身構えずに受け入れるためのヒントを、認知症の専門医がアドバイスします。

1619 コロナ政策の費用対効果　原田泰
PCR検査、緊急事態宣言、医療提供、給付金や休業補償などをめぐるコロナ政策の費用対効果を数量的に分析。政策の当否を検証し、今後あるべき政策を提言する。

1575 コロナ対策禍の国と自治体——災害行政の迷走と閉塞　金井利之
なぜコロナウイルス対策で、国対自治体の構図に象徴される非難応酬が起きるのか。民衆にとって行政のコロナ対策自体が災禍となっている苛政の現状を分析する。

1632 ニュースの数字をどう読むか——統計にだまされないための22章　トム・チヴァース　デイヴィッド・チヴァース　北澤京子訳
ニュースに出てくる統計の数字にはさまざまな裏がある、前提がある。簡単に信じてはいけません。数字にだまされないノウハウを具体例をあげてわかりやすく伝授。

1639 パンデミック監視社会　デイヴィッド・ライアン　松本剛史訳
新型コロナウイルスのパンデミックは監視技術の世界的大流行でもあった。加速する監視資本主義とデータ主義は社会をどう変えるのか。世界的権威による緊急発言。

1648 天皇・コロナ・ポピュリズム——昭和史から見る現代日本　筒井清忠
戦前昭和に酷似するコロナ禍の日本。天皇をシンボルに社会の同調圧力とポピュリズムで作動した強制力の弱い国家総動員体制の失敗を教訓に、危機の政治を考える。

ちくま新書

844
認知症は予防できる
米山公啓
適度な運動にバランスのとれた食事。脳を刺激するゲーム？　いまや認知症は生活習慣の改善で予防できる！　認知症の基本から治療の最新事情までがわかる一冊。

919
脳からストレスを消す食事
武田英二
バランスのとれた脳によい食事「ブレインフード」が脳のストレスを消す！　老化やうつに打ち克ち、脳の健康を保つための食事法を、実践レシピとともに提示する。

1025
医療大転換
——日本のプライマリ・ケア革命
葛西龍樹
無駄な投薬や検査、患者のたらい回しなどのシステム不全を解決する鍵はプライマリ・ケアにある。家庭医という「あなた専門の医者」が日本の医療に革命を起こす。

1134
大人のＡＤＨＤ
——もっとも身近な発達障害
岩波明
近年「ＡＤＨＤ（注意欠如多動性障害）」と診断される大人が増えている。本書は、症状、診断・治療方法、他の精神疾患との関連などをわかりやすく解説する。

1140
がん幹細胞の謎にせまる
——新時代の先端がん治療へ
山崎裕人
人類最大の敵であるがん。ｉＰＳ細胞に代表される進歩著しい幹細胞研究。両者が出会うことでうまれた「がん幹細胞理論」とは何か。これから治療はどう変わるか。

1155
医療政策を問いなおす
——国民皆保険の将来
島崎謙治
地域包括ケア、地域医療構想、診療報酬改定。２０１８年に大転機をむかえる日本の医療の背景と動向を精細に分析し、医療政策のあるべき方向性を明快に示す。

1208
長生きしても報われない社会
——在宅医療・介護の真実
山岡淳一郎
長期介護の苦痛、看取りの場の不在、増え続ける認知症……。多死時代を迎える日本において、経済を優先して人間をないがしろにする医療と介護に未来はあるのか？